Koos van Nugteren
Dos Winkel

Kunstgewrichten: knie en enkel

Deze uitgave *Kunstgewrichten: knie en enkel* is een onderdeel van de reeks Orthopedische casuïstiek.

Orthopedische casuïstiek

In de boekenreeks van Orthopedische Casuïstiek wordt ieder onderwerp besproken aan de hand van patiëntencasuïstiek uit de dagelijkse praktijk.

De tekst is rijk geïllustreerd met educatieve tekeningen en foto's.

De bijlagen achterin het boek tonen handige overzichten van testen en oefeningen die van belang zijn voor de behandeling.

Het boek is in het bijzonder bestemd voor fysiotherapeuten, kinesitherapeuten, oefentherapeuten, huisartsen en orthopeden.

Bestellen

De uitgaven uit deze reeks zijn te bestellen via de boekhandel of rechtstreeks via de webwinkel van uitgeverij Bohn Stafleu van Loghum: ▶www.bsl.nl

Serieredactie:

De redacteur van Orthopedische casuïstiek is Koos van Nugteren.

Serieredactie:
Koos van Nugteren
Dos Winkel

Kunstgewrichten: knie en enkel

Met medewerking van:
Patty Joldersma
Yvonne Kerkhoff
Niels van Lier
Jan Willem K. Louwerens
Arent Snaak
Marc Martens

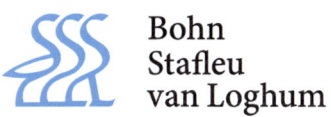
Bohn
Stafleu
van Loghum

ISBN 978-90-368-1281-8   ISBN 978-90-368-1282-5 (eBook)
DOI 10.1007/978-90-368-1282-5

© Bohn Stafleu van Loghum, onderdeel van Springer Media BV 2016
Alle rechten voorbehouden. Niets uit deze uitgave mag worden verveelvoudigd, opgeslagen in een geautomatiseerd gegevensbestand, of openbaar gemaakt, in enige vorm of op enige wijze, hetzij elektronisch, mechanisch, door fotokopieën of opnamen, hetzij op enige andere manier, zonder voorafgaande schriftelijke toestemming van de uitgever.

Voor zover het maken van kopieën uit deze uitgave is toegestaan op grond van artikel 16b Auteurswet j° het Besluit van 20 juni 1974, Stb. 351, zoals gewijzigd bij het Besluit van 23 augustus 1985, Stb. 471 en artikel 17 Auteurswet, dient men de daarvoor wettelijk verschuldigde vergoedingen te voldoen aan de Stichting Reprorecht (Postbus 3060, 2130 KB Hoofddorp). Voor het overnemen van (een) gedeelte(n) uit deze uitgave in bloemlezingen, readers en andere compilatiewerken (artikel 16 Auteurswet) dient men zich tot de uitgever te wenden.

Samensteller(s) en uitgever zijn zich volledig bewust van hun taak een betrouwbare uitgave te verzorgen. Niettemin kunnen zij geen aansprakelijkheid aanvaarden voor drukfouten en andere onjuistheden die eventueel in deze uitgave voorkomen.

NUR 894
Basisontwerp omslag: Studio Bassa, Culemborg
Automatische opmaak: Scientific Publishing Services (P) Ltd., Chennai, India

Bohn Stafleu van Loghum
Het Spoor 2
Postbus 246
3990 GA Houten

www.bsl.nl

Lijst van auteurs

Met speciale dank aan A. Bossers, orthopedisch chirurg in de Sint Maartenskliniek (Pantein) te Boxmeer en Ineke Verbeet, fysiotherapeut in de Sint Maartenskliniek te Nijmegen, voor het verstrekken van de foto's van de knieprothesen.

Patty Joldersma, fysiotherapeut en fitnessinstructeur te Nijmegen. Aangesloten bij het artrose/artritis netwerk van de Sint Maartenskliniek te Nijmegen.

Yvonne Kerkhoff, M.Sc. ANIOS Orthopedie, werkzaam op de Sint Maartenskliniek te Nijmegen.

Niels van Lier, fysiotherapeut in een particuliere praktijk te Escharen.

Dr. Jan Willem K. Louwerens, orthopedisch chirurg, werkzaam in de Sint Maartenskliniek te Nijmegen. Specialisatie: enkel en voet.

Prof. dr. Marc Martens, orthopeed in ruste. Voormalig hoofd van de afdeling orthopedie van het AZ Monica te Deurne, Antwerpen.

Koos van Nugteren, fysiotherapeut in een particuliere praktijk te Nijmegen. Specialisatie: orthopedische aandoeningen.

Arent Snaak, fysiotherapeut te Nijmegen.

Dos Winkel, orthopedisch fysiotherapeut. Oprichter van de International Academy of Orthopaedic Medicine, waarvan hij van 1978 tot maart 2005 president was.

Inhoud

1	**Inleiding: de knieprothese**	1
	Patty Joldersma	
1.1	Ontwikkeling van de totale knieprothese	2
1.2	Moderne typen knieprothesen	2
1.2.1	Gecementeerde versus ongecementeerde knieprothese	4
1.2.2	Cruciate retaining (CR-)knieprothese versus posterior stabilised (PS-)knieprothese	4
1.2.3	Fixed bearing versus mobile bearing knieprothese	5
1.2.4	High flexion versus conventionele knieprothese	7
1.2.5	Geslachtsspecifieke of conventionele knieprothese	8
1.2.6	Knieprothese met of zonder patellacomponent	9
1.3	**Patiënttevredenheid na een totale knieprothese**	10
1.3.1	Verwachtingen van de patiënt	10
1.3.2	Verwachtingen patiënt en chirurg	11
1.4	**Flexie van de knie**	11
1.5	**Obesitas**	11
1.6	**Aanbevelingen**	12
	Literatuur	12
2	**Een 68-jarige vrouw meldt zich met een recidief van hevige, rechtszijdige kniepijn**	15
	Koos van Nugteren	
2.1	Algemene palpatie	16
2.2	Inspectie	16
2.3	Functieonderzoek	16
2.4	Specifieke palpatie	16
2.5	Toegevoegde tests	16
2.6	Interpretatie	17
2.7	Beeldvormend onderzoek	17
2.8	Therapie	19
2.9	Follow-up	19
3	**Addendum: de knieprotheseoperatie**	21
	Patty Joldersma	
3.1	**Indicatiestelling**	22
3.2	**Type prothese**	22
3.2.1	Totale knieprothese (TKP)	22
3.2.2	Hemiprothese of unicompartimentele knieprothese	23
3.2.3	Patellaprothese	26
3.3	**Anesthesie**	27
3.4	**Minimaal invasieve chirurgie**	27
3.5	**De totale knieprotheseoperatie**	29
	Literatuur	31

4	**Een 79-jarige man met mediale linkszijdige kniepijn**	33
	Koos van Nugteren en Arent Snaak	
4.1	Inspectie en palpatie	34
4.2	Functieonderzoek	34
4.3	Interpretatie	34
4.4	Aanvullende tests en specifieke palpatie	35
4.5	Interpretatie	35
4.6	Beeldvormend onderzoek	36
4.7	Therapie	37
4.8	Follow-up	37
4.9	Bespreking	37
	Literatuur	39
5	**Addendum: mediale knieartrose**	41
	Koos van Nugteren	
5.1	Inleiding	42
5.2	Diagnostiek	42
5.3	Hemiprothese	42
5.3.1	Voor- en nadelen	42
5.3.2	Voorwaarden	43
5.4	Correctieosteotomie	44
	Literatuur	44
6	**Pijn en zwelling van de knie bij een 73-jarige man met een knieprothese sinds vier jaar**	45
	Marc Martens	
6.1	Inspectie	46
6.2	Algemene palpatie	46
6.3	Functieonderzoek	46
6.4	Palpatie	46
6.5	Interpretatie	46
6.6	Therapie	46
6.7	Follow-up	47
6.8	Bespreking	47
	Literatuur	48
7	**Addendum: wear disease**	49
	Koos van Nugteren	
7.1	Inleiding	50
7.2	Mechanisme	50
7.3	Factoren	50
7.4	Betere materialen	51
7.5	Een nieuwe ontwikkeling: knie distractie	52
	Literatuur	53

8	**Progressieve pijn en zwelling van de rechterknie bij een 78-jarige vrouw die dertien jaar geleden een knieprothese kreeg** 55
	Marc Martens
8.1	Inspectie 56
8.2	Algemene palpatie 56
8.3	Functieonderzoek 56
8.4	Therapie 58
8.5	Follow-up 60

9	**Addendum: revisie van de totale knieprothese** 61
	Patty Joldersma
9.1	Inleiding 62
9.2	De operatie 63
9.3	Infectie 64
	Literatuur 66

10	**Complicaties na implantatie van een rechtszijdige totale knieprothese bij een 72-jarige man** 67
	Koos van Nugteren en Niels van Lier
10.1	Inspectie en algemene palpatie 68
10.2	Functieonderzoek 68
10.3	Interpretatie 69
10.4	Therapie 69
10.5	Follow-up 69
10.6	Bespreking 69

11	**Addendum: postoperatieve complicaties** 71
	Patty Joldersma
11.1	Inleiding 73
11.2	Diepveneuze trombose 73
11.3	Longembolie 73
11.4	Zenuwletsel 73
11.5	Loslating van de prothese 74
11.6	Infectie 75
11.7	Slijtage van de prothese 77
11.8	Malalignment 77
11.9	Fractuur 77
11.10	Luxatie van de prothese 78
11.11	Patellofemorale klachten 79
11.12	Flexiecontractuur 79
11.13	Persisterende postoperatieve pijn 79
	Literatuur 81

12	**Toenemende kniepijn bij een 53-jarige, sportieve man vijf jaar na een totale knieprotheseoperatie** 85
	Patty Joldersma
12.1	**Inspectie en algemene palpatie** 86
12.2	**Functieonderzoek** 87
12.3	**Specifieke palpatie** 87
12.4	**Interpretatie** 88
12.5	**Aanvullend onderzoek** 89
12.6	**Interpretatie** 90
12.7	**Therapie** 90
12.8	**Follow-up** 91

13	**Addendum: werken en sporten na een totale knieprothese** 93
	Patty Joldersma
13.1	**Inleiding** 94
13.2	**Werken na een totale knieprothese** 94
13.2.1	Aanbevolen termijn van werkhervatting 94
13.2.2	Beroepen 95
13.2.3	Gunstige factoren voor werkhervatting 95
13.3	**Sporten na een totale knieprothese** 95
13.3.1	Factoren die van belang zijn voor sporthervatting 96
13.3.2	Risico's van sporten 96
13.3.3	Wel of niet sporten? 96
13.3.4	Aanbevelingen 97
	Literatuur 98

14	**Aanhoudende pijnklachten na een bimalleolaire enkelfractuur bij een 78-jarige vrouw** 99
	Yvonne Kerkhoff en Jan Willem K. Louwerens
14.1	**Inspectie en algemene palpatie** 100
14.2	**Functieonderzoek** 100
14.3	**Aanvullend onderzoek** 100
14.4	**Therapie** 101
14.5	**Revalidatie** 102
14.6	**Follow-up** 102

15	**Addendum: de totale enkelprothese** 103
	Yvonne Kerkhoff en Jan Willem K. Louwerens
15.1	**Inleiding** 104
15.2	**Wie komt er voor een prothese in aanmerking?** 104
15.3	**Typen prothesen** 105
15.4	**Functie en pijn meten na plaatsing van een enkelprothese** 105
15.5	**Sportparticipatie met een enkelprothese** 106

15.6	**Complicaties**	107
15.7	**Complicaties gedurende de operatie**	107
15.7.1	Complicaties na de operatie	107
15.8	**Overleving**	108
15.9	**Prothese versus artrodese**	108
15.10	**Conclusie**	109
	Literatuur	109
	Bijlagen	111
	Bijlage I Diagnostiek bij knieartrose	113
	Bijlage II Diagnostiek enkelartrose	115
	Bijlage III De totale knieprothese: postoperatieve revalidatie	117
	Eerder verschenen delen uit de serie Orthopedische Casuïstiek	131
	Register	133

Inleiding: de knieprothese

Patty Joldersma

Samenvatting

De inleiding van dit boek beschrijft de geschiedenis van de totale knieprothese alsook de verschillende typen die op dit moment worden gebruikt. Verder wordt duidelijk dat de behandelaar en de patiënt hun doelen op elkaar moeten afstemmen, opdat de prothese uiteindelijk voldoet aan beider verwachtingen. De enkelprothese wordt in dit hoofdstuk niet besproken. Informatie hierover is te vinden in ►H. 14 en 15.

1.1 Ontwikkeling van de totale knieprothese – 2

1.2 Moderne typen knieprothesen – 2
1.2.1 Gecementeerde versus ongecementeerde knieprothese – 4
1.2.2 Cruciate retaining (CR-)knieprothese versus posterior stabilised (PS-) knieprothese – 4
1.2.3 Fixed bearing versus mobile bearing knieprothese – 5
1.2.4 High flexion versus conventionele knieprothese – 7
1.2.5 Geslachtsspecifieke of conventionele knieprothese – 8
1.2.6 Knieprothese met of zonder patellacomponent – 9

1.3 Patiënttevredenheid na een totale knieprothese – 10
1.3.1 Verwachtingen van de patiënt – 10
1.3.2 Verwachtingen patiënt en chirurg – 11

1.4 Flexie van de knie – 11

1.5 Obesitas – 11

1.6 Aanbevelingen – 12

Literatuur – 12

© Bohn Stafleu van Loghum, onderdeel van Springer Media BV 2016
K. van Nugteren, D. Winkel (Red.), *Kunstgewrichten: knie en enkel*, Orthopedische Casuïstiek,
DOI 10.1007/978-90-368-1282-5_1

1.1 Ontwikkeling van de totale knieprothese

Eind negentiende eeuw implanteerde de Duitse chirurg Themistocles Gluck[1] de eerste knieprothese. De vroege knieprothese bestond uit een eenvoudig, ivoren scharniergewricht dat alleen flexie- en extensiebewegingen toeliet. De scharnierprothese ofwel constrained[2] prothese werd met twee lange pinnen vastgezet in de mergholten van femur en tibia.

Vanaf de jaren vijftig van de twintigste eeuw werden scharnierprothesen van acryl, en kobalt of chroom gemaakt. De eerste generatie scharnierprothesen (◘ fig. 1.1) faalde echter vroegtijdig als gevolg van infecties, slechte fixaties en andere complicaties. Een ander nadeel was de beperkte mobiliteit. Omdat het kniegewricht naast flexie- en extensie- ook rotatie- en translatiebewegingen moet kunnen maken, kwamen er nieuwe prothesedesigns met uitgebreidere bewegingsmogelijkheden op de markt.

De ontwikkeling van de moderne knieprothesen ontstond in de jaren na 1960; rond deze tijd experimenteerde John Charnley met metaal-op-polyethyleen prothesen. Hieruit ontstond de *totale condylaire kniearthroplastiek*, ook wel gewrichtsvlakbekledende prothese genoemd (◘ fig. 1.2). Het condylaire design bestond uit een femurcomponent en een tibiacomponent, die beide in het bot vastgezet werden: gecementeerd. Tussen de twee onderdelen bevond zich een tussenlaag van polyethyleen (kunststof). Bij het plaatsen van de prothese werden de aangetaste gewrichtsvlakken van femur en tibia volledig vervangen door kunstgewrichtsvlakken. Ook was vervanging van het gewrichtsvlak van de patella mogelijk. De prothesen waren non- of semi-constrained. Een non-constrained prothese haalt haar stabiliteit uit intacte kruisbanden. Bij een semi-constrained prothese zijn flexie, extensie en rotatie mogelijk, en de prothese zorgt voor voldoende stabiliteit in voor-achterwaartse en zijdelingse richting.

1.2 Moderne typen knieprothesen

Tegenwoordig bestaan er tientallen typen totale knieprothesen. Hierna volgt een overzicht van de verschillende technische aspecten in de ontwikkeling van de knieprothesen. Onderscheid wordt onder andere gemaakt in:
- gecementeerde versus ongecementeerde knieprothese;
- *cruciate retaining* (CR-)knieprothese versus *posterior stabilised* (PS-)knieprothese;
- *mobile* versus *fixed bearing* knieprothese;
- *high flexion* versus conventionele knieprothese;
- geslachtsspecifieke versus conventionele knieprothese;
- knieprothese met of zonder patellacomponent.

---

1 Themistocles Gluck: Duitse chirurg die leefde van 1853 tot 1942.
2 To constrain = dwingen, vastzetten.

1.2 · Moderne typen knieprothesen

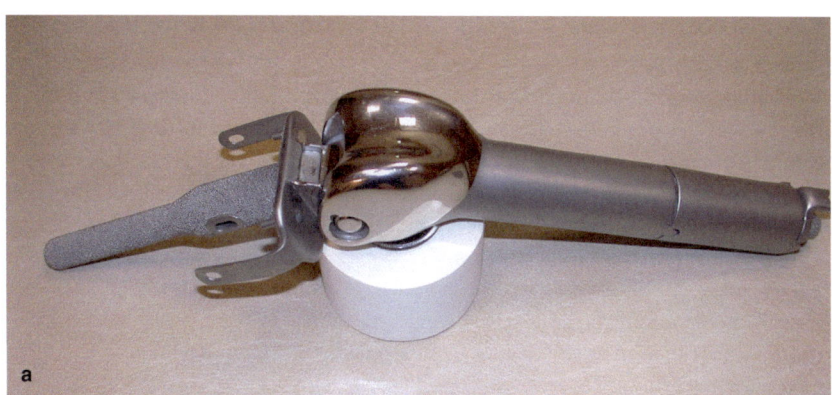

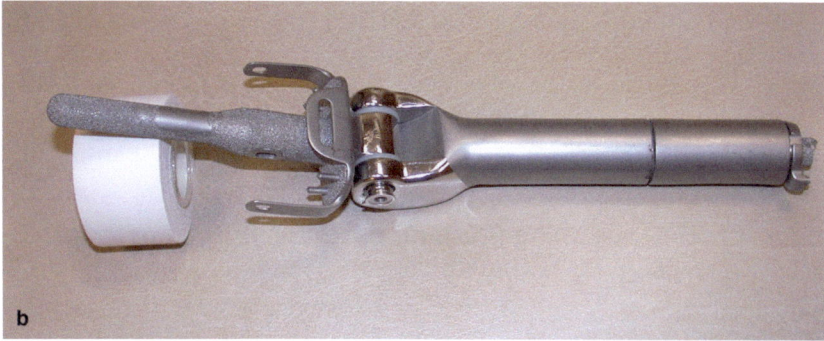

◘ **Figuur 1.1** Voorbeeld van een scharnierprothese. **a** Voorzijde. **b** Achterzijde. De prothese heeft geen voorzieningen voor rotaties en valgus-varusbewegingen. Als deze bewegingen optreden op de overgang tussen prothese en bot, ontstaat loslating van de prothese [1].

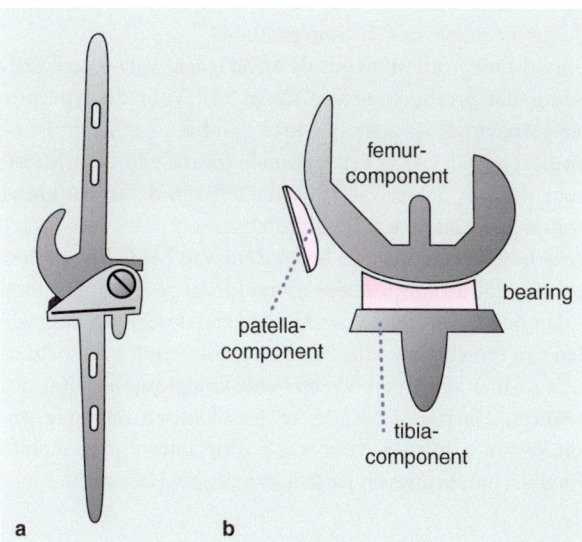

◘ **Figuur 1.2** Twee verschillende protheseontwerpen: **a** Constrained scharnierprothese. **b** Non-constrained condylaire knieartroplastiek met bearing en patellacomponent.

1.2.1 Gecementeerde versus ongecementeerde knieprothese

De femur- en de tibiacomponent van de knieprothese kunnen met of zonder botcement aan het bot gefixeerd worden. Bij een meerderheid van de patiënten met een totale knieprothese gebeurt dit met botcement. Voordeel van de *gecementeerde* knieprothese is dat de prothese direct 100 % belastbaar is. Naast de geheel gecementeerde bestaat ook de ongecementeerde prothese. Het voordeel van de ongecementeerde knieprothese is minder botverlies bij een eventuele revisie. Dit is een reden om bij jongere patiënten eerder te kiezen voor een *ongecementeerde* knieprothese: de kans op revisie is bij jongeren immers groter. Bij een *hybride* knieprothese is één component (tibia of femur) gecementeerd en de andere component ongecementeerd.

Voor de femurcomponent van de totale knieprothese leveren de verschillende fixatiemethoden goede klinische resultaten op voor wat de pijn, mobiliteit, kniefunctie, activiteiten van dagelijks leven, patiënttevredenheid en complicaties betreft. Voor de tibiacomponent wordt de gecementeerde component geadviseerd vanwege het lagere revisiepercentage ten opzichte van de ongecementeerde tibiacomponent [2, 3].

1.2.2 Cruciate retaining (CR-)knieprothese versus posterior stabilised (PS-)knieprothese

Bij een totale knieprothese-operatie worden altijd de voorste kruisband en beide menisci weggehaald. De collaterale banden blijven hierbij wel behouden in verband met de zijwaartse stabiliteit. Men kan overwegen om de achterste kruisband te laten zitten of te vervangen. Zo bestaat er een achterste kruisbandsparende ofwel een *cruciate retaining* (CR-)knieprothese en een achterste kruisbandopofferende knieprothese ofwel een *posterior stabilized* (PS-)knieprothese.

Bij de posterior stabilised knieprothese wordt de afwezigheid van de achterste kruisband opgevangen door het protheseontwerp (◘ fig. 1.3). Voor dit type prothese wordt zonder meer gekozen als de achterste kruisband al insufficiënt is. Bij de cruciate retaining prothese (◘ fig. 1.4) is een optimale balans van de achterste kruisband van belang voor de voor-achterwaartse stabiliteit van de knieprothese. Dit type prothese wordt altijd gebruikt bij een hemiprothese.

Er zijn weinig gegevens beschikbaar over de levensduur van beide knieprothesen. Toch zijn er aanwijzingen dat de CR-prothese op middellange termijn een iets langere levensduur heeft dan de PS-prothese. Voorstanders van de CR-prothese wijzen erop dat het behouden van de achterste kruisband mogelijk leidt tot een natuurlijkere knie en een normale manier van lopen bij een totale knieprothese. Dit is nog niet wetenschappelijk bewezen. Daarnaast bestaan er geen klinisch relevante verschillen tussen de CR- en PS-knieprothesen voor wat postoperatieve pijn, mobiliteit, kniefunctie, bijwerkingen, complicaties en patiënttevredenheid betreft [4, 5, 6].

1.2 · Moderne typen knieprothesen

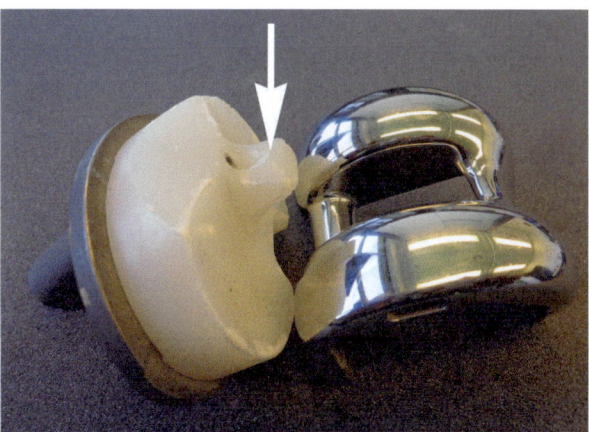

Figuur 1.3 De posterior stabilized knieprothese. De opstaande nok op de bearing (pijl) zorgt voor stabiliteit.

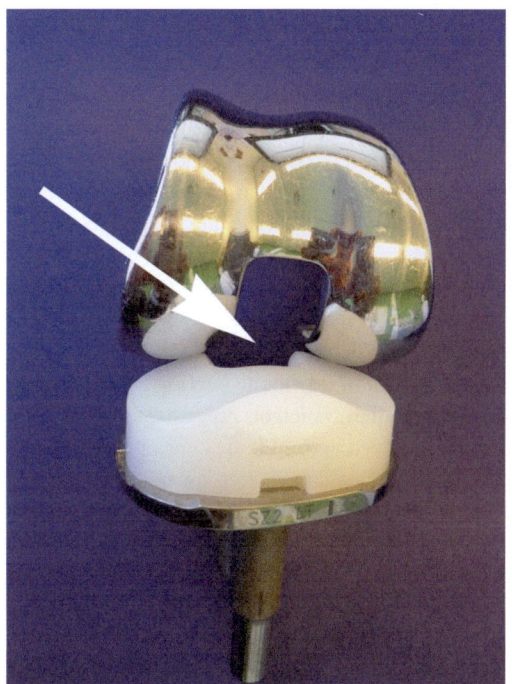

Figuur 1.4 Cruciate retaining knieprothese. Deze bevat een uitsparing (pijl) voor de achterste kruisband. De grote opstaande nok op de bearing ontbreekt.

1.2.3 Fixed bearing versus mobile bearing knieprothese

Een ander technisch aspect van de totale knieprothese is het gebruik van de polyethyleen tussenschijf, ofwel *bearing*, tussen de femur- en tibiacomponent van de prothese. De bedekking van het tibiale gewrichtsvlak kan vastzitten aan de

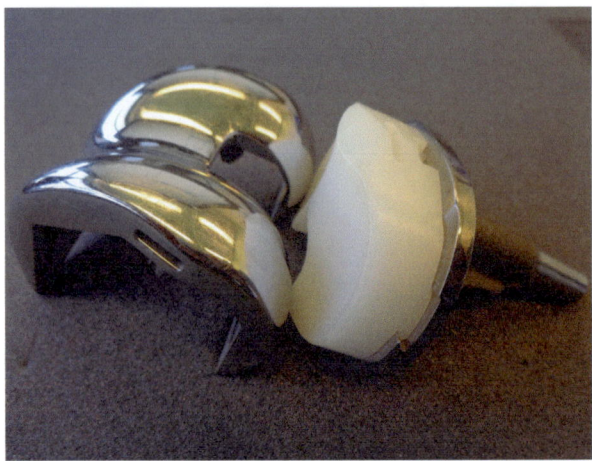

Figuur 1.5 Voorbeeld van een fixed bearing (en cruciate retaining) knieprothese; de bearing zit vast aan de tibiacomponent.

tibiacomponent of bewegen ten opzichte van de tibia. Bij de fixed bearing knieprothese zit het tibiale glijvlak vast aan het tibiale deel van de prothese. De bearing is relatief vlak om rotatie en translatie mogelijk te maken (fig. 1.5). In de jaren tachtig is de mobile bearing knieprothese ontworpen, die meer voldeed aan de eisen van een 'natuurlijke' knie. De polyethyleen tussenschijf kan als een soort meniscus bewegen ten opzichte van de tibia (fig. 1.6) [7]. Het tibiale glijvlak van de tussenschijf kan roteren en (voor-achterwaarts) transleren ten opzichte van de tibiacomponent. Door het mobiele glijvlak ontstaat een maximaal contactoppervlak tussen de articulerende prothesedelen.

De verschillen tussen de fixed bearing en de mobile bearing prothese zijn uitgebreid onderzocht. Een belangrijk voordeel van de mobile bearing prothese en de betere pasvorm is – in theorie – een verminderd risico op polyethyleenslijtage van de tussenlaag. Een ander beoogd voordeel is een verminderde kans op loslating van de prothese, doordat de polyethyleen tussenlaag kan roteren en transleren op het tibiale deel van de prothese. Dit veroorzaakt minder stress op de overgang van bot naar cement, met als gevolg minder osteolyse.

Een ander theoretisch voordeel van de mobile bearing prothese is een grotere kans op het creëren van een natuurlijker gevoel in de knie. Een van de nadelen van de mobile bearing prothese is de kans op dislocatie van de bearing [8].

Hoewel de mobile bearing totale knieprothese goed functioneert, is in internationale studies nog geen klinisch significant voordeel aangetoond van deze prothese ten opzichte van de fixed bearing knieprothese. Beide totale knieprothesen bieden op korte en middellange termijn een vergelijkbaar klinisch resultaat voor mobiliteit, kniefunctie, kwaliteit van leven, levensduur en kans op revisie [3]. Er is wel een iets hoger revisiepercentage bij de mobile bearing prothese ten opzichte van de fixed bearing prothese op middellange termijn. De verschillen zijn echter klein. De langetermijnresultaten voor beide prothesen zijn nog niet bekend.

Gebaseerd op de huidige literatuur bestaat er geen duidelijke voorkeur voor het gebruik van een totale knieprothese met een mobiel of gefixeerd polyethyleen glijvlak [3]. De keus hangt af van de persoonlijke voorkeur en ervaringen van de chirurg.

1.2 · Moderne typen knieprothesen

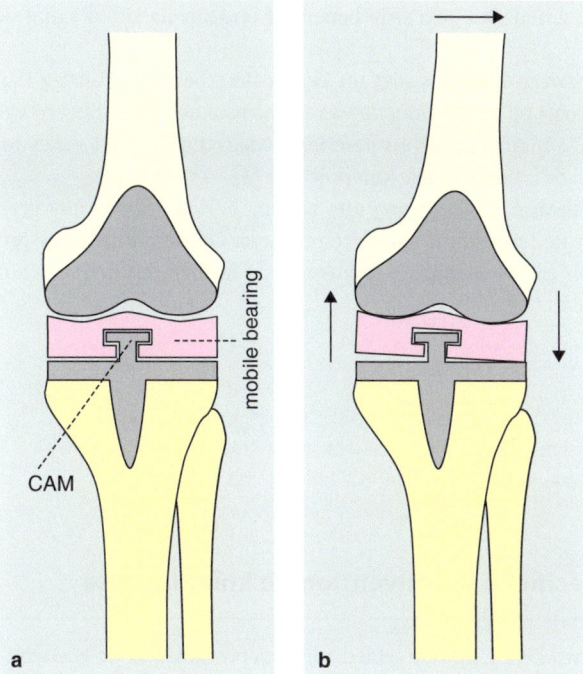

■ **Figuur 1.6** Principe van een mobile bearing prothese: **a** de polyethyleen tussenlaag kan bewegen ten opzichte van de femur- en de tibiacomponent. De CAM (nok op de tibia) laat geringe varus-valgusbewegingen, **b** en voor-achterwaartse bewegingen toe. De vorm van de CAM verschilt per type prothese en bepaalt de mate van stabiliteit.

1.2.4 High flexion versus conventionele knieprothese

Veel dagelijkse activiteiten vereisen een behoorlijke flexiemobiliteit van de knieën, zoals traplopen, gaan zitten, in en uit bad stappen, tuinieren, sporten enzovoort [9]. Er zijn ook veel activiteiten die een kniebuiging groter dan 120 graden vereisen, zoals hurken, kleermakerszit en knielen (bijvoorbeeld voor gebed) [9, 12].

Waar de standaard knieprothese het mogelijk maakt om de knie maximaal 120 graden te buigen, is de high flexion prothese ontworpen om maximaal 155 graden te flecteren [10].

Bij dit protheseontwerp loopt de achterzijde van de femurcomponent verder door en is meer afgerond, waardoor er ten opzichte van de conventionele knieprothese tijdens een diepe buiging van de knie een groter contactoppervlak bestaat tussen de achterzijde van de femurcomponent en de bearing. Hierdoor ontstaat op deze plek minder hoge piekbelasting [11, 12] en vermoedelijk minder impingement, slijtage en osteolyse van de prothese [10]. Door de protheseconstructie kan het femur verder naar achteren transleren en neemt de flexie toe.

Uit de literatuur blijkt dat de high flexion knieprothese tot hetzelfde klinische resultaat leidt als de conventionele knieprothese op het gebied van pijn, stijfheid, kniefunctie, patiënttevredenheid, complicaties en radiografische indicaties voor osteolyse. Tevens bestaan geen significante verschillen tussen beide prothesen

Klinisch resultaat

bij knielen, kniebuigen, zitten met gekruiste benen, of opstaan na zitten vanaf de grond [3, 11, 13, 14].

Het high flexion ontwerp leidt dus niet tot een grotere bewegingsuitslag dan de standaardprothese, zoals bij de introductie van dit nieuwe protheseontwerp wel werd aangegeven [3]. De high flexion prothese leidt waarschijnlijk wel vaker tot patellaire crepitaties dan de conventionele knieprothese [3].

Levensduur

Aangezien de high flexion prothese nog niet zo lang bestaat, zijn er nog geen uitspraken te doen over de levensduur van deze prothese. Op de middellange termijn lijken de prothesen een vergelijkbare levensduur te hebben, op de lange termijn is dit nog niet bekend [3].

> **Preoperatieve mobiliteit**
> Nota bene: in tegenstelling tot wat veel mensen denken, bepaalt niet alleen het prothesedesign de mate van buiging na een totale knieoperatie. Vooral de flexiemobiliteit van de knie vóór de operatie is hiervoor bepalend [9].

1.2.5 Geslachtsspecifieke of conventionele knieprothese

Een andere recente ontwikkeling op het gebied van knieprothesen is de geslachtsspecifieke knieprothese, ook wel de 'vrouwenknie' genoemd. Omdat het merendeel van de patiënten met een knieprothese van het vrouwelijke geslacht is, heeft men een smallere pasvorm voor de vrouwelijke knie ontwikkeld. Chirurgen merkten namelijk dat zij steeds vaker tijdens operaties concessies moesten doen om de standaard uniseks knieprothese passend te krijgen bij vrouwen.

De geslachtsspecifieke prothese houdt rekening met de verschillen in anatomie van de knie, met name van de distale femur, tussen vrouwen en mannen. Het prothesedesign van de genderprothese verschilt ten opzichte van de universele knieprothese op drie punten:

- De universele knieprothese is vaak te grof en te breed en hangt daardoor soms over aan de ventrale zijde van de knie. Bij de *gender specific* prothese is de femurcomponent versmald en zijn de maten aangepast aan de vrouwelijke femur.
- Bij vrouwen is de ventrale zijde van de femurcondylen minder prominent aanwezig dan bij mannen. Een universele knieprothese kan leiden tot overhanging tijdens knieflexie doordat de *flange* dikker is dan het bot dat is weggezaagd. Dit betekent dat er te grote retropatellaire krachten kunnen ontstaan, die pijn en functieverlies tot gevolg hebben. Bij de vrouwenknie is er sprake van een dunnere *flange*, een dunner protheseprofiel aan de voorzijde van de knie (fig. 1.7).
- Vanwege de grotere quadricepshoek bij vrouwen, als gevolg van een breder bekken, is bij de vrouwenknie de richting van de patellaire sulcus/femorale groeve aangepast aan de grotere valgushoek van de knie. De patellaire sulcus ligt bij deze prothese meer naar lateraal. Hierdoor spoort de patella beter, wat ten goede komt aan de mobiliteit van de knie.

Uit recente studies blijkt dat het aangepaste, smallere prothesedesign van de geslachtsspecifieke prothese geen beter resultaat geeft dan de uniseks knieprothese

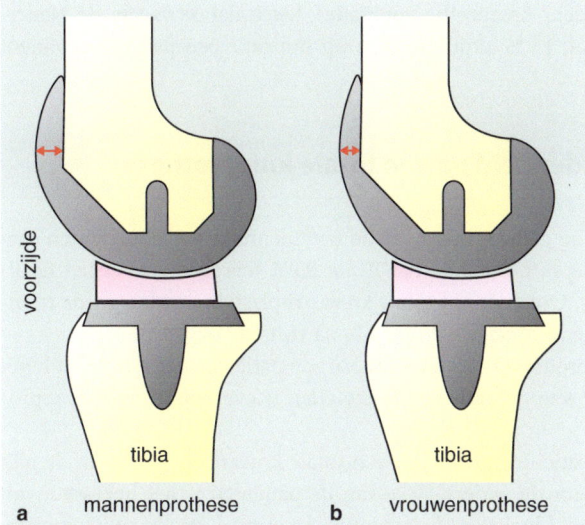

Figuur 1.7 a De mannenprothese. b Bij de vrouwenknie is er sprake van een dunnere *flange* ofwel een dunner protheseprofiel aan de voorzijde (rode pijlen).

bij vrouwen. Hierbij is gekeken naar de mobiliteit, functionaliteit, pijn, patiënttevredenheid, complicaties en objectieve radiografische bevindingen [15]. De vrouwenknie biedt dus geen klinische en radiografische voordelen ten opzichte van de universele knieprothese bij vrouwen [15].

1.2.6 Knieprothese met of zonder patellacomponent

In geval van gonartrose kan ervoor worden gekozen om ook het gewrichtsvlak van de patella te vervangen. Dit wordt ook wel een *resurfacing* van de patella genoemd. Er zijn veel studies verricht naar het wel of niet vervangen van het gewrichtsvlak van de patella bij een totale knieartroplastiek. Hier blijkt geen eenduidigheid over te bestaan. De ideale behandeling met betrekking tot de patella tijdens een totale knieartroplastiek is dan ook controversieel [3, 16]. Het behouden van de patella bij een totale knieartroplastiek wordt geassocieerd met een grotere kans op anterieure kniepijn en een groter risico op een revisieoperatie [17]. Daarentegen kan het vervangen van het patellaire gewrichtsvlak met vervelende complicaties gepaard gaan, zoals een patellafractuur, aseptische loslating, patella-instabiliteit, patellapeesletsel, weke-delenimpingement, slijtage en osteonecrose [16–18]

Het plaatsen van een patellacomponent wordt overwogen bij patiënten met secundaire knieartrose op basis van reumatoïde artritis, omdat hierbij de kans op patellaire afwijkingen groter is [3]. Voor wat de overige indicaties betreft, is nog onduidelijk wat het verschil in resultaten is van het wel of niet plaatsen van een patellacomponent [3].

Klinisch lijkt het niet uit te maken of de patella wel of niet vervangen wordt tijdens de operatie [3]. Momenteel hangt het plaatsen van een patellacomponent vooral af van de voorkeur van de chirurg. Uit een studie naar het gebruik van patellacomponenten tijdens knieprotheseoperaties, bleek dat 38 % van de Nederlandse orthopeden nooit, 13 % altijd en 49 % op indicatie een patellacomponent gebruikt [3].

1.3 Patiënttevredenheid na een totale knieprothese

Uit de talrijke studies die gedaan zijn naar de tevredenheid onder patiënten met een totale heup- en knieprothese blijkt dat 77 tot 95 % tevreden is over het resultaat van de operatie [19]. Ook met een totale knieartroplastiek worden goede resultaten behaald; het revisiepercentage ligt op 10 % na vijftien jaar [11].

Over de totale knieprothese is 75 tot 93 % van de patiënten tevreden. Dit betekent dat zo'n 7 tot 25 % van de patiënten ontevreden is over zijn of haar knieprothese [11, 20].

Circa 81 % van de patiënten kiest voor een totale knieartroplastiek om de pijn te verminderen [21]. Voor de andere 19 % van de patiënten is het hervatten van sportactiviteiten het hoofddoel van de operatie. Aangezien steeds vaker jongere patiënten een totale knieprothese krijgen en juist deze doelgroep de wens heeft om het sporten weer op te pakken, zal het percentage ontevreden patiënten in de loop van de tijd toenemen [21].

Oorzaken van teleurstellende resultaten na een totale knieprothese kunnen zijn:
- Een te snelle operatieve ingreep.
- Een verkeerde diagnosestelling: indien de kniepijn toch niet afkomstig is van de gediagnosticeerde knieartrose, kan dit uiteraard leiden tot teleurstellende resultaten van de knieprothese.
- Onvoldoende acceptatie van resterende pijn en beperkingen. De huidige patiënten zijn mondig en goed geïnformeerd. Zij accepteren niet zomaar lichamelijk ongemak, zoals restpijn en/of beperkingen van de prothese. Patiënten stappen eerder met hun klachten naar de chirurg als ze niet tevreden zijn.
- Te hoge verwachtingen: In veel gevallen is de ontevredenheid onder patiënten met een totale knieprothese niet het gevolg van een mislukte operatie, maar van te hoge, onrealistische verwachtingen vooraf [3, 19].

1.3.1 Verwachtingen van de patiënt

Het belangrijkste doel van patiënten die een totale knieartroplastiek ondergaan, is vermindering van pijn, stijfheid en zwelling. Bijna alle patiënten verwachten na de operatie hun dagelijkse bezigheden en activiteiten weer klachtenvrij en zonder beperkingen uit te kunnen voeren. De meeste patiënten verwachten dat zij ook weer de activiteiten die een grote mobiliteit van de knie vragen, makkelijker kunnen uitvoeren dan voorheen, zoals schoenen en sokken aantrekken (94 %) en teennagels knippen [19].

Daarnaast verwachten de meeste patiënten van een gewrichtsvervangende operatie dat het niet alleen de symptomen verlicht, maar ook leidt tot het (redelijk snel) hervatten van werk, sport en andere hobby's, zonder enige pijn, stijfheid of zwelling [19].

> **Tevredenheid onder jongeren**
> Williams et al. deden onderzoek naar de resultaten voor de kniefunctiescore en patiënttevredenheid bij 2.456 patiënten met een totale of unicompartimentele knieprothese [22]. Opvallend was dat patiënten jonger 55 jaar de beste verbetering in kniefunctie na de operatie lieten zien, maar dat ze minder tevreden waren over het resultaat dan oudere patiënten.

1.3.2 Verwachtingen patiënt en chirurg

Geregeld bestaan er een verschillen tussen chirurgen en patiënten over de te verwachten resultaten na een totale knieprotheseoperatie. Patiënten zijn in het algemeen minder tevreden met het resultaat dan chirurgen. Zo kijken patiënten vooral of de klachten verminderen en of ze hun fysieke activiteiten weer kunnen oppakken na de operatie, terwijl de aandacht van de chirurgen meer uitgaat naar de afwezigheid van langetermijncomplicaties van de prothese [19].

1.4 Flexie van de knie

De mate van buiging van de knie bepaalt mede het succes van een totale knieartroplastiek omdat vee functionele activiteiten hiervan afhangen [11, 23]. Knielen is een belangrijke functie van de knie die vereist is voor allerlei dagelijkse activiteiten en natuurlijk ook voor veel beroepen en sporten [24, 25].

De mogelijkheid om weer te knielen na een knieprotheseoperatie verbetert het meest bij patiënten met een unicompartimentele knieprothese en het minst bij patiënten die een patellofemorale artroplastiek ondergaan [24, 25]. De preoperatieve flexie van de knie is een belangrijke voorspeller voor de mate van buiging van de knie na een totale knieprotheseoperatie [23]. Weinig patiënten zijn realiseren zich dat de postoperatieve knieflexie in veel gevallen gelijk is aan de mobiliteit van de knie voorafgaand aan de operatie. De patiënt hierop attenderen voordat hij een totale knieprotheseoperatie ondergaat, is dan ook belangrijk om teleurstelling te voorkomen.

1.5 Obesitas

Ook het lichaamsgewicht is van invloed op de mate van tevredenheid bij patiënten met een totale knieprothese. Er bestaat een relatie tussen een lagere BMI en een grotere patiënttevredenheid tijdens sporten [26]. De meeste studies tonen dat obesitas, en vooral morbide obesitas, tot een slechter resultaat leidt van de totale knieprotheseoperatie [3, 27]. Dit geldt voor het aantal complicaties en de overlevingsduur van de prothese.

1.6 Aanbevelingen

Met het oog op tevredenheid onder de patiënten is het belangrijk dat behandelaar en patiënt hun doelen en verwachtingen van de operatie goed op elkaar afstemmen. Er is adequate voorlichting nodig over pijn, flexiemobiliteit van de knie, revalidatieduur, prognose, mogelijkheid tot sporten en eventuele werkhervatting. Hier ligt een belangrijke taak voor huisarts, fysiotherapeut en orthopeed [28, 29].

Literatuur

1. Buechel FF, Pappas MJ. Human joint replacement, hoofdstuk 6. Berlin: Springer; 2011.
2. Marting L. De totale knieprothese. Physios. 2010;2:12–22.
3. Nederlandse Orthopaedische Vereniging. Conceptrichtlijn Totale Knieprothese. Versie; 2014.
4. Baars AJM. Fysiotherapeutische behandeling bij totale knieprothese. Physios. 2010;3:28–36.
5. Swanik CB, Lephart SM, Rubash HE. Proprioception, kinesthesia, and balance after total knee arthroplasty with cruciate-retaining and posterior stabilized prostheses. J Bone Jt Surg Am. 2004;86-A(2):328–34.
6. Simmons S, Lephart S, Rubash H, Borsa P, Barrack RL. Proprioception following total knee arthroplasty with and without the posterior cruciate ligament. J Arthroplast. 1996;11(7):763–8.
7. Buechel FF, Pappas MJ. The New Jersey Low-Contact-Stress Knee Replacement System: biomechanical rationale and review of the first 123 cemented cases. Arch Orthop Trauma Surg. 1986;105(4):197–204.
8. Huang CH, Huang CH, Liau JJ, Lu YC, Chang TK, Cheng CK. Specific complications of the mobile-bearing total knee prosthesis. J Long Term Eff Med Implants. 2009;19(1):1–11.
9. Hamilton WG, Sritulanondha S, Engh CA Jr. Results of prospective, randomized clinical trials comparing standard and high-flexion posterior-stabilized TKA: a focused review. Orthopedics. 2011;34(9):e500–3.
10. Lee BS, Chung JW, Kim JM, Kim KA, Bin SI. High-flexion prosthesis improves function of TKA in Asian patients without decreasing early survivorship. Clin Orthop Relat Res. 2013;471(5):1504–11.
11. Groes SAW van de. Aseptic loosening and anterior knee pain in high-flexion total knee arthroplasty. Proefschrift. Gildeprint, Nederland. 2014.
12. Seon JK, Yim JH, Seo HY, Song EK. No better flexion or function of high-flexion designs in Asian patients with TKA. Clin Orthop Relat Res. 2013;471(5):1498–503.
13. Li C, Shen B, Yang J, Zhou Z, Kang P, Pei F. Do patients really gain outcome benefits when using the high-flex knee prostheses in total knee arthroplasty? A meta-analysis of randomized controlled trials. J Arthroplast. 2015;30(4):580–6.
14. Mehin R, Burnett RS, Brasher PM. Does the new generation of high-flex knee prostheses improve the post-operative range of movement? A meta-analysis. J Bone Joint Surg Br. 2010;92(10):1429–34.
15. Cheng T, Zhu C, Wang J, Cheng M, Peng X, Wang Q, et al. No clinical benefit of gender-specific total knee arthroplasty. Acta Orthop. 2014;85(4):415–21.
16. Schiavone Panni A, Cerciello S, Del Regno C, Felici A, Vasso M. Patellar resurfacing complications in total knee arthroplasty. Int Orthop. 2014;38(2):313–7.
17. Russell RD, Huo MH, Jones RE. Avoiding patellar complications in total knee replacement. Bone Jt J. 2014;96-B(11 Supple A):84–6.
18. Hsu RW. The management of the patella in total knee arthroplasty. Chang Gung Med J. 2006;29(5):448–57.
19. Noble PC, Fuller-Lafreniere S, Meftah M, Dwyer MK. Challenges in outcome measurement: discrepancies between patient and provider definitions of success. Clin Orthop Relat Res. 2013;471(11):3437–45.
20. Djahani O, Rainer S, Pietsch M, Hofmann S. Systematic analysis of painful total knee prosthesis, a diagnostic algorithm. Arch Bone Jt Surg. 2013;1(2):48–52.

Literatuur

21. Meneghini RM, Russo GS, Lieberman JR. Modern perceptions and expectations regarding total knee arthroplasty. J Knee Surg. 2013.
22. Williams DP, Price AJ, Beard DJ, Hadfield SG, Arden NK, Murray DW, et al. The effects of age on patient-reported outcome measures in total knee replacements. Bone Jt J. 2013;95-B(1):38–44.
23. Murphy M, Journeaux S, Russell T. High-flexion total knee arthroplasty: a systematic review. Int Orthop. 2009;33(4):887–93.
24. Hassaballa MA, Porteous AJ, Newman JH, Rogers CA. Can knees kneel? Kneeling ability after total, unicompartmental and patellofemoral knee arthroplasty. Knee. 2003;10(2):155–60.
25. Hassaballa MA, Porteous AJ, Learmonth ID. Functional outcomes after different types of knee arthroplasty: kneeling ability versus descending stairs. Med Sci Monit. 2007;13(2):CR77–81.
26. Nilsdotter AK, Toksvig-Larsen S, Roos EM. Knee arthroplasty: are patients' expectations fulfilled? A prospective study of pain and function in 102 patients with 5-year follow-up. Acta Orthop. 2009;80(1):55–61.
27. Rodriguez-Merchan EC. Review article: outcome of total knee arthroplasty in obese patients. J Orthop Surg (Hong Kong). 2015;23(1):107–10.
28. Scott CE, Howie CR, MacDonald D, Biant LC. Predicting dissatisfaction following total knee replacement: a prospective study of 1217 patients. J Bone Jt Surg Br. 2010;92(9):1253–8.
29. Parvizi J, Cavanaugh PK, Diaz-Ledezma C. Periprosthetic knee infection: ten strategies that work. Knee Surg Relat Res. 2013;25(4):155–64.

Een 68-jarige vrouw meldt zich met een recidief van hevige, rechtszijdige kniepijn

Koos van Nugteren

Samenvatting

De knie-endoprothese wordt vrijwel altijd geïmplanteerd bij personen met ernstige kniertrose. Deze casus bespreekt echter een patiënt met hevige kniepijn maar met een op de röntgenfoto slechts lichte artrose. Zij krijgt uiteindelijk toch een kunstknie.

2.1 Algemene palpatie – 16

2.2 Inspectie – 16

2.3 Functieonderzoek – 16

2.4 Specifieke palpatie – 16

2.5 Toegevoegde tests – 16

2.6 Interpretatie – 17

2.7 Beeldvormend onderzoek – 17

2.8 Therapie – 19

2.9 Follow-up – 19

© Bohn Stafleu van Loghum, onderdeel van Springer Media BV 2016
K. van Nugteren, D. Winkel (Red.), *Kunstgewrichten: knie en enkel*, Orthopedische Casuïstiek,
DOI 10.1007/978-90-368-1282-5_2

> Zonder duidelijk aanwijsbare oorzaak ontstond in enkele dagen tijd toenemende kniepijn bij een 68-jarige vrouw. Zij had al zeker tien jaar met regelmatige tussenpozen last van haar knie, maar nu was het heviger dan voorheen. Traplopen was door de pijn vrijwel onmogelijk. De knie was ook duidelijk gezwollen.
> Zij wist dat er sprake was van een beginnende artrose, die was al eerder op een röntgenfoto aangetoond. Aangezien zij nu mank liep en daarbij veel pijn had, raadpleegde ze de huisarts om te vragen of er nog iets aan te doen was. De arts stuurde de patiënte door naar de fysiotherapeut.

■ Status praesens

De patiënte heeft pijn in rust die toeneemt als zij de aangedane knie belast. De pijn is diffuus over de gehele knie aanwezig.

2.1 Algemene palpatie

De knie is warm en er is sprake van een pasteuze zwelling. Er is ook een lichte hydrops aanwezig.

2.2 Inspectie

De aangedane rechterknie is fors gezwollen en wat roder dan de linkerknie. De patiënt loopt mank met een verkorte standfase op het aangedane been.

2.3 Functieonderzoek

— Flexie van de knie is circa 15° pijnlijk beperkt.
— De extensie is eindstandig pijnlijk beperkt.
— De weerstandstests provoceren in lichte mate pijn.
— Bandtests zijn negatief.

2.4 Specifieke palpatie

Er is sprake van *joint line tenderness*, zowel mediaal als lateraal.

2.5 Toegevoegde tests

De thessalytest (◘ fig. 2.1) is door de pijn nauwelijks uit te voeren. Als we het toch proberen, wordt de pijn vrijwel ondraaglijk.

2.7 · Beeldvormend onderzoek

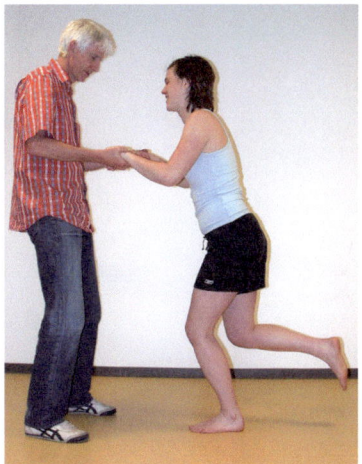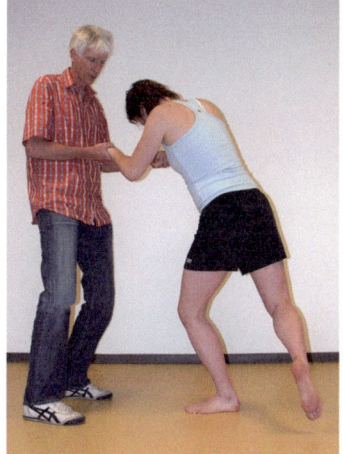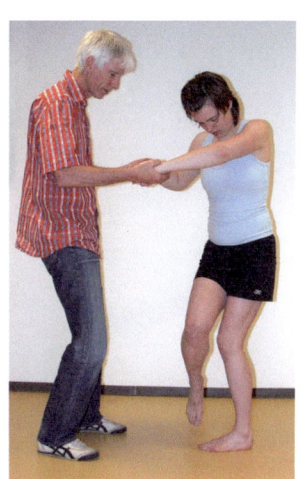

Figuur 2.1 De thessalytest. Ondersteund door de onderzoeker roteert de patiënt in het kniegewricht door met de voet vlak op de grond het lichaam drie keer naar links en rechts te draaien. De test is positief als de patiënt herkenbare pijn voelt in het kniegewricht of een gevoel van blokkering. De test wordt eerst op het gezonde been uitgevoerd om de patiënt de juiste beweging te laten ervaren en om eventuele pijnsensaties te kunnen vergelijken met de andere zijde. De test kan worden uitgevoerd in 5° en – zoals op de foto – in 20° flexie.

2.6 Interpretatie

Het klinische beeld wijst duidelijk op een artritis. De vrij pijnlijke maar geringe bewegingsbeperkingen zijn waarschijnlijk het gevolg van deze artritis. Echter, misschien waren er al lichte bewegingsbeperkingen voordat de inflammatie optrad. De patiënte was immers bekend met een beginnende artrose; een capsulair patroon hoort bij het klinische beeld hiervan. Het vrij plotselinge ontstaan van de hevige pijn en zwelling, de joint line tenderness en de positieve thessalytest kunnen ook wijzen op een meniscusletsel. Vaak gaat meniscusdegeneratie samen met artrose en een spontane scheur is zeker niet uit te sluiten. Opvallend is het aanvalsgewijze klachtenpatroon. Bij navraag blijkt dat ook in het verleden vrijwel altijd de pijn in een of enkele dagen ontstond zonder duidelijke oorzaak. Dit suggereert een mogelijke reumatische oorzaak, jicht of een andere onderliggende pathologie. We besluiten de röntgenfoto's op te vragen die in het verleden en ook onlangs gemaakt zijn.

2.7 Beeldvormend onderzoek

De conventionele röntgenfoto toont, naast de al bekende gonartrose, ook chondrocalcinose (fig. 2.2). Chondrocalcinose is een kristalartropathie, gelijkend op jicht. Vooral het laterale gewrichtscompartiment is aangedaan.

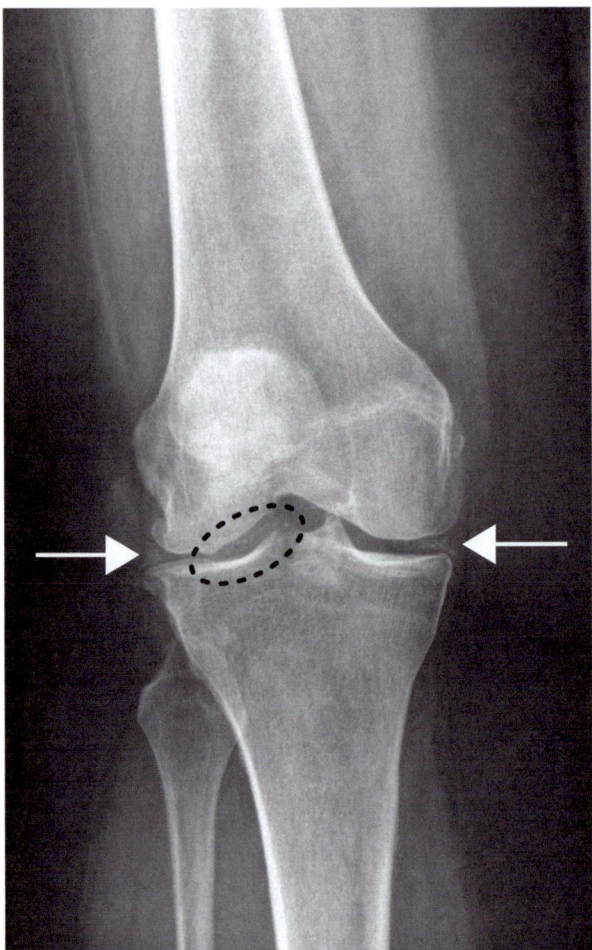

Figuur 2.2 De conventionele röntgenfoto toont, naast de al bekende gonartrose, ook chondrocalcinose, vooral in het laterale gewrichtscompartiment. De chondrocalcinose is zichtbaar als een diffuus 'wolkerig' beeld: zie pijlen en stippellijn.

Chondrocalcinose

Chondrocalcinose is een kristalartropathie waarbij sprake is van neerslag van calciumpyrofosfaatkristallen in het aangedane gewricht. Men noemt dit ook wel pseudojicht. De kristallen kunnen allerlei vormen aannemen: rechthoekig, naaldvormig of ruitvormig. Zij slaan neer in gewrichtskraakbeen, menisci en soms ook in de discus intervertebralis of de discus van de radio-ulnaire gewrichten. Ook de symphysis pubica kan aangedaan zijn. De kristallen veroorzaken subacute aanvallen van artritis. Deze aanvallen zijn moeilijk te onderscheiden van acute jicht als gevolg van urinezuurkristallen.

In sommige gevallen is ook *chronische* artritis mogelijk. De chronische vorm lijkt op een pijnlijke artrose waarbij ook het kapsel is geïrriteerd. Chondrocalcinose veroorzaakt meestal een monoartritis van knie, pols, elleboog of schouder. De aandoening is zichtbaar op conventionele röntgenopnamen. Deze tonen verkalking van hyalien kraakbeen en – in geval van het kniegewricht – ook van de menisci. Bij deze patiënte was dit ook het geval.

Diagnose

Artritis ten gevolge van chondrocalcinose

2.8 Therapie

Chondrocalcinose is niet te genezen. Behandeling wordt gegeven om de symptomen te bestrijden. Medicamenteuze behandeling met een NSAID kan worden toegepast om een artritis als gevolg van chondrocalcinose tot rust te brengen. Deze medicatie werkt bij deze pseudojicht echter minder goed dan bij echte jicht. Dat geldt ook voor colchicine, een medicijn dat gebruikt wordt ter preventie van jichtaanvallen.

Injectie met een corticosteroïd kan eveneens helpen de inflammatie te verminderen. Verder is het mogelijk vocht uit gewricht te aspireren; dit zal bij een forse hydrops pijnverminderend werken. Ten slotte is het verstandig om het gewricht gedoseerd te belasten. Zowel overbelasting als onderbelasting moet worden vermeden.

Als een en ander onvoldoende resultaat heeft, kan men overwegen het gewricht operatief te vervangen door een kunstgewricht.

De patiënte wordt aangeraden te fietsen zolang dit niet of nauwelijks pijnlijk is en niet verder te wandelen dan noodzakelijk is. Verder krijgt zij een paar eenvoudige oefeningen om de mobiliteit te onderhouden.

Als na enkele weken de pijn aanhoudt, krijgt zij van de huisarts een corticosteroïdinjectie.

2.9 Follow-up

Na de injectie is de knie enkele weken wat minder pijnlijk. Even lijkt het dat ook de oefeningen succes opleveren: de mobiliteit wordt weer vrijwel normaal. Dan volgen echter weer enkele maanden met veel pijn en zwelling. Uiteindelijk besluit men een totale knieoperatie toe te passen. Het gevolg voor de pijn is wonderbaarlijk: de pijn die de patiënte had voor de operatie is na de operatie direct verdwenen. De revalidatie verloopt voorspoedig.

De revalidatie na een totale knieprothese staat beschreven in bijlage III van dit boek.

Addendum: de knieprotheseoperatie

Patty Joldersma

Samenvatting

Dit hoofdstuk geeft een overzicht van verschillende typen knieprothesen die kunnen worden geïmplanteerd. De totale knieprothese, de hemiprothese en de patellaprothese komen aan bod. Verder wordt uitgelegd wat er zoal komt kijken bij een standaard totale knieprotheseoperatie en wat de voor- en nadelen zijn van minimaal invasieve chirurgie.

3.1   Indicatiestelling – 22

3.2   Type prothese – 22
3.2.1 Totale knieprothese (TKP) – 22
3.2.2 Hemiprothese of unicompartimentele knieprothese – 23
3.2.3 Patellaprothese – 26

3.3   Anesthesie – 27

3.4   Minimaal invasieve chirurgie – 27

3.5   De totale knieprotheseoperatie – 29

Literatuur – 31

© Bohn Stafleu van Loghum, onderdeel van Springer Media BV 2016
K. van Nugteren, D. Winkel (Red.), *Kunstgewrichten: knie en enkel*, Orthopedische Casuïstiek,
DOI 10.1007/978-90-368-1282-5_3

3.1 Indicatiestelling

De belangrijkste reden voor het plaatsen van een totale knieprothese is artrose. Eventuele andere diagnoses zijn: posttraumatische afwijkingen, osteonecrose en maligniteit [1].

Een totale knieartroplastiek is geïndiceerd bij invaliderende pijn die leidt tot grote functionele beperkingen bij dagelijkse activiteiten zoals lopen en sporten. De actieradius is sterk verminderd.

De stap naar een prothese wordt niet zomaar gezet. De gonartrose dient bevestigd te worden aan de hand van een lichamelijk en een röntgenonderzoek (fig. 3.1).

Daarnaast dient de patiënt altijd een periode conservatief te zijn behandeld. Als dit onvoldoende tot geen resultaat heeft opgeleverd, kan een knieprothese worden overwogen. De patiënt bepaalt uiteindelijk zelf over een totale knieprothese, in overleg met de specialist. Van belang bij de beslissing om een knieprothese te plaatsen is een zorgvuldige afweging van de verschillende succes- en risicofactoren. De patiënt krijgt informatie over de prognose, de mogelijke complicaties en het te verwachten resultaat, ook met betrekking tot werk- en sporthervatting.

Al met al is de mate van pijn van de patiënt het belangrijkste gegeven bij de indicatiestelling voor een totale knieprothese en niet de mate van artrose, zoals veel patiënten denken.

3.2 Type prothese

Afhankelijk van de lokalisatie en uitgebreidheid van de artrose kan gekozen worden voor een totale knieprothese, een hemiprothese of een patellofemorale prothese.

3.2.1 Totale knieprothese (TKP)

De totale knieprothese (fig. 3.2) is de meest gebruikte prothese voor de knie. Bij de totale knieprothese gaat het om vervanging van het gehele kniegewricht. Dit betekent dat een component op het uiteinde van de distale femur wordt aangebracht en eveneens een op het uiteinde van de proximale tibia. Indien nodig wordt ook een component geplaatst op de achterzijde van de patella. Omdat bij het plaatsen van de patellaprothese niet de gehele patella vervangen wordt maar alleen het gewrichtsvlak, wordt dit ook wel een resurfacing patellaprothese genoemd.

Een totale knieprothese heeft een minder vlak tibiaal gewrichtsvlak. Door deze bouw heeft de prothese behoorlijk wat voorwaartse stabiliteit. Een voorste kruisband is bij het plaatsen van de totale knieprothese niet noodzakelijk en deze wordt dan ook verwijderd.

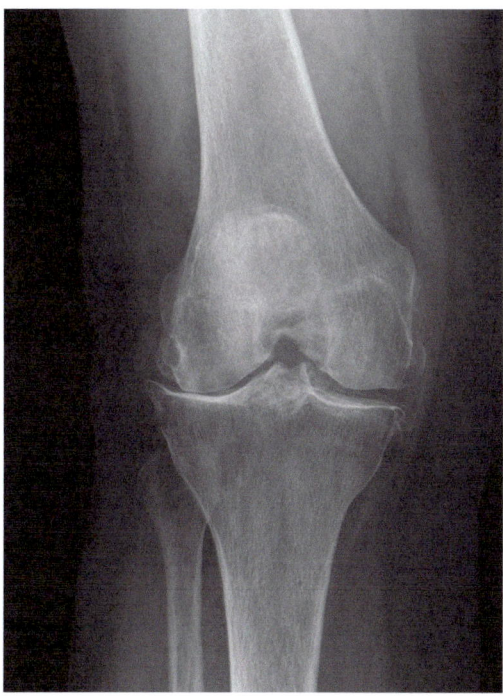

Figuur 3.1 Deze röntgenfoto toont gonartrose met versmalling van de laterale gewrichtsspleet.

3.2.2 Hemiprothese of unicompartimentele knieprothese

Niet in alle gevallen hoeft het volledige kniegewricht vervangen te worden. Er bestaat ook een gedeeltelijke gewrichtsvervanging. De hemiprothese, unicompartimentele prothese of halve knieprothese wordt geplaatst bij patiënten die slechts aan één zijde van de knie artrose hebben. Dit komt regelmatig voor bij mensen met valgus- of varusknieën (▶H. 5).

Bij de hemiprothese gaat het om lokale artrose van het kniegewricht. In bijna alle gevallen gaat het om mediale gonartrose (◘ fig. 3.3).

Het succes van een hemiprothese is sterk afhankelijk van een strikte indicatiestelling. Een hemiprothese kan bijvoorbeeld niet geplaatst worden in een instabiele knie of wanneer er uitgebreide standscorrecties uitgevoerd moeten worden.

De mediale hemiprothese (◘ fig. 3.4) is geïndiceerd bij patiënten met symptomatische, geïsoleerde, mediale gonartrose, waarbij de voorste kruisband en het laterale compartiment intact zijn, de varus-as passief corrigeerbaar is en er voldoende flexie mogelijk is in de knie. Een extensiebeperking mag niet groter zijn dan 15 graden. De hemiprothese heeft namelijk maar een beperkte mogelijkheid om bewegingsbeperkingen te corrigeren [2]. Voldoende flexie is ook belangrijk voor het verkrijgen van de optimale positie van de richtapparatuur tijdens de operatie zodat de femurcomponent in de juiste stand wordt gepositioneerd.

Indicatiestelling

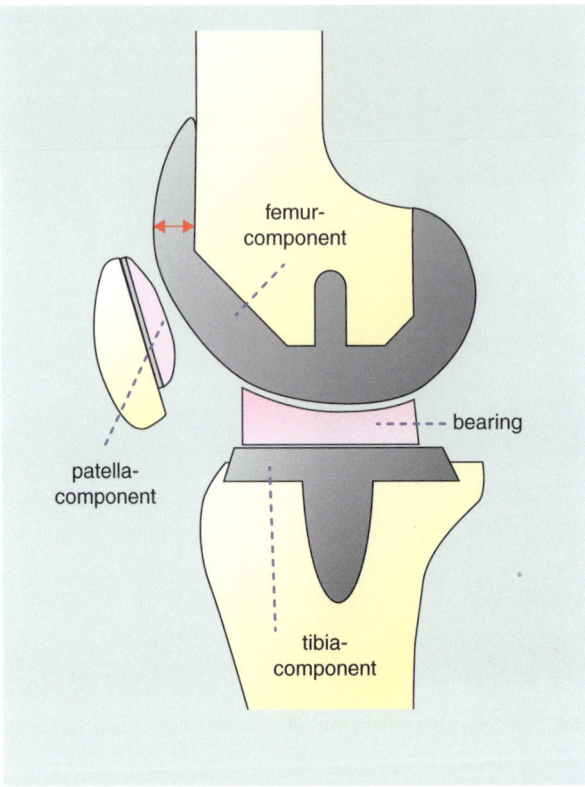

■ **Figuur 3.2** Een totale knieprothese bestaat uit drie of vier onderdelen; een femurcomponent, een tibiacomponent (*baseplate*), een harde polyethyleen tussenschijf, *bearing*, *insert* of *inlay* genaamd en eventueel een patellacomponent.

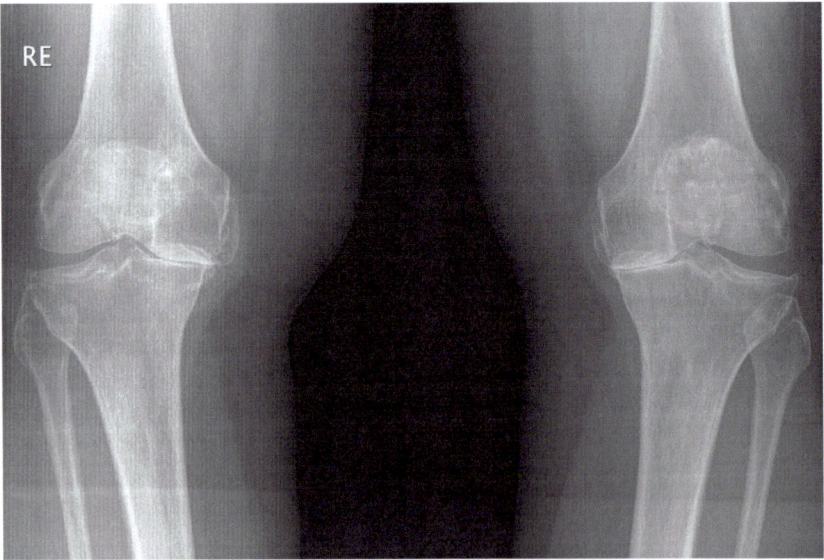

■ **Figuur 3.3** Deze röntgenfoto toont ernstige artrose van het mediale kniecompartiment bij een patiënt met varusknieën.

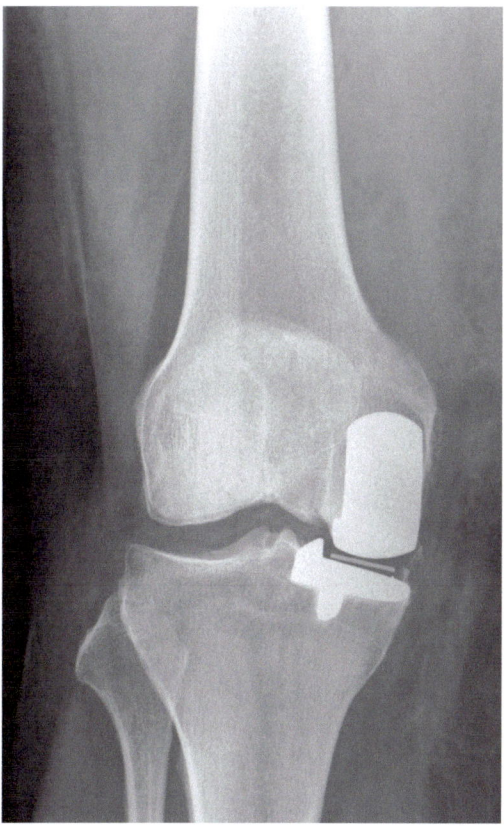

Figuur 3.4 Röntgenfoto van een rechterknie met een mediale hemiprothese.

Een intacte voorste kruisband is van belang omdat afwezigheid hiervan gerelateerd is aan voortgaande degeneratie van het laterale compartiment.

De hemiprothese wordt voornamelijk gebruikt bij oudere mensen die een minder actieve leefstijl hebben. In geval van jongere patiënten met mediale gonartrose wordt de voorkeur gegeven aan een valgiserende tibiakoposteotomie, waarbij de stand van het onderbeen wordt gecorrigeerd in valgusstand (▶H. 5). Hierdoor wordt het mediale compartiment minder en het laterale compartiment meer belast.

Ouderen en jongeren

> **De operatie**
> Tijdens de operatie wordt besloten of een hemiprothese geïndiceerd is of dat een totale knieprothese beter is. Ook al lijkt de patiënt een goede kandidaat voor de halve knieprothese, dan toch kan tijdens de operatie een contra-indicatie worden gevonden, zoals een afwezige voorste kruisband of degeneratie van het laterale compartiment van de knie. Andere contra-indicaties voor de hemiprothese zijn inflammatoire artropathieën, zoals reumatoïde artritis, een recent doorgemaakte septische artritis en een eerder verrichte tibiakoposteotomie met een valgusdeformiteit. Dit laatste is van belang omdat het plaatsen van de hemiprothese een valgustoename van de knie geeft.

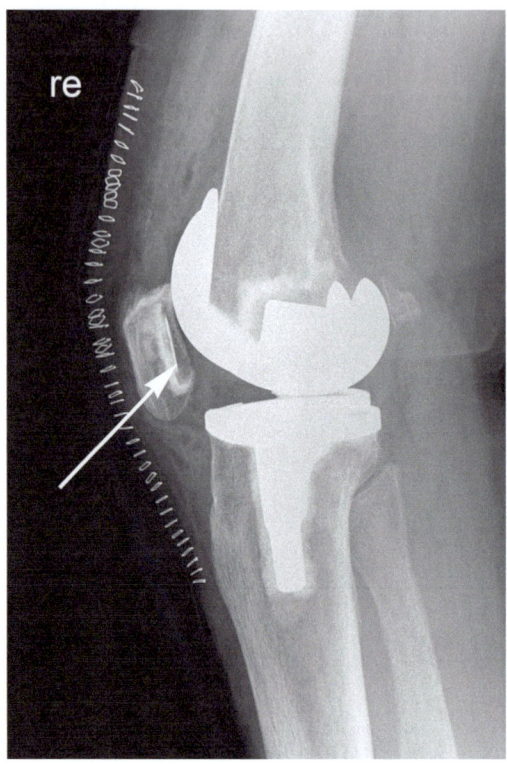

Figuur 3.5 Laterale röntgenopname, gemaakt op de verkoeverkamer na plaatsing van een totale knieprothese met patella-artroplastiek (pijl).

Voordelen

Voordelen van de hemiprothese zijn een kleinere incisie, een minder zware ingreep en een sneller postoperatief herstel. Een groot deel van het kniegewricht blijft behouden, inclusief de voorste kruisband, waardoor de normale fysiologische bewegingen van de knie behouden blijven.

Revisie

Als revisie van een hemiprothese nodig is, wordt aangeraden om geen nieuwe hemiprothese, maar een totale knieprothese te plaatsen. Na revisieoperaties waarbij een nieuwe hemiprothese van de knie geplaatst wordt, worden vijf jaar na de operatie drie keer meer revisies gezien dan na een revisie met plaatsing van een totale knieprothese [3].

3.2.3 Patellaprothese

In geval van geïsoleerde patellofemorale artrose is soms een patella-artroplastiek geïndiceerd. De belangrijkste indicatie voor een patellofemorale prothese is primaire artrose van alleen de patella, zonder dat het tibiofemorale gewricht erbij betrokken is [4]. Is dit laatste wel het geval, dan wordt er gekozen voor een totale knieartroplastiek (fig. 3.5). Ook geïsoleerde trochleadysplasie is soms een reden om over te gaan tot een patellofemorale protheseoperatie [4].

> **Incidentie**
> De incidentie van geïsoleerde patellofemorale artrose ligt bij patiënten boven de 55 jaar tussen de 2 en 11 % bij mannen, en tussen de 8 en 24 % bij vrouwen [4]. Ongeveer 75 % van alle patellofemorale artroplastieken wordt uitgevoerd bij vrouwen, wat waarschijnlijk te maken heeft met *malalignment* en dysplasie van de knie, wat vaker voorkomt bij vrouwen dan bij mannen [4, 5].
> Er bestaat een duidelijke relatie tussen een hoge BMI en een grotere kans op het krijgen van patellofemorale artrose [4].

BMI

De prothese als de behandeling van geïsoleerde patellofemorale artrose is controversieel. Recente studies tonen dat een patellofemorale prothese het meest succesvol is bij patiënten met geïsoleerde patellofemorale artrose ten gevolge van een trochleadysplasie (◘ fig. 3.6) of patellafractuur en bij patiënten die jonger dan 60 jaar zijn [6].

De meest voorkomende reden van het falen van een patellofemorale artroplastiek is postoperatieve malalignment van het gewricht, wat kan leiden tot aanhoudende pijnklachten [4].

Net als bij de hemiprothese van de knie geldt ook voor de patellofemorale prothese dat een goede patiëntenselectie en een strikte indicatiestelling van belang zijn voor het uiteindelijke resultaat [4].

3.3 Anesthesie

Bij de totale knieprotheseoperatie zijn verschillende soorten anesthesie (verdoving) mogelijk, zoals algehele anesthesie (narcose), spinale anesthesie (ruggenprik), epidurale anesthesie, een femoraal blok of een combinatie van deze anesthesietechnieken. In overleg met de patiënt wordt de anesthesievorm gekozen. Hierbij wordt rekening gehouden met de voorkeur van de patiënt en eventuele comorbiditeit.

Bij patiënten met een hoog cardiaal risicoprofiel verdient de spinale anesthesie voorkeur boven algehele anesthesie.

Regionale anesthesie leidt tot minder postoperatieve pijn, een lager morfinegebruik en minder bijwerkingen die gerelateerd zijn aan opioïden [7].

3.4 Minimaal invasieve chirurgie

In de loop van de tijd is men minimaal invasieve operatieve benaderingen (MIS) gaan toepassen omdat men hiervan een snellere revalidatieperiode met dezelfde langetermijnresultaten verwachtte. De minimaal invasieve benadering houdt in dat er een veel kleinere incisie gemaakt wordt dan bij de klassieke, open operatie en dat er geopereerd wordt met zo min mogelijk weefselschade. Zo wordt hierbij minder tot geen schade aangebracht aan het extensorapparaat van de knie. Doordat er minder schade wordt toegebracht aan de weke delen zoals spieren en pezen verloopt het herstelproces sneller. Echter, hier staat tegenover dat deze ingreep een veel groter risico op intra-operatieve complicaties en malalignment van de prothese met zich meebrengt dan de conventionele benadering bij een totale knieprothese [8, 9]. Door het beperkte zicht en de kleinere werkruimte bij deze ingreep is

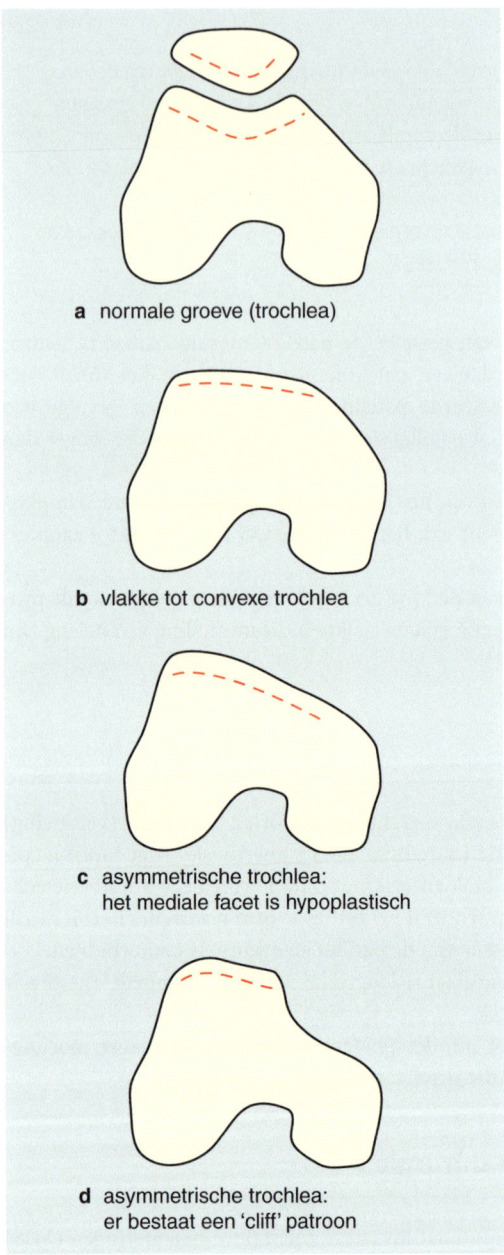

a normale groeve (trochlea)

b vlakke tot convexe trochlea

c asymmetrische trochlea: het mediale facet is hypoplastisch

d asymmetrische trochlea: er bestaat een 'cliff' patroon

Figuur 3.6 Verschillende vormen van trochleadysplasie.

de kans groter dat de prothese niet optimaal wordt geplaatst. Dit is dan ook een reden voor chirurgen om meestal te kiezen voor de klassieke, totale knieprothese operatie, waarbij men een goed overzicht heeft over het gehele gewricht en genoeg werkruimte heeft om de prothese correct te plaatsen, zodat de kans op complicaties vermindert.

3.5 De totale knieprotheseoperatie

Net als bij de totale heupprotheseoperatie zijn ook bij de totale knieprotheseoperatie verschillende benaderingen mogelijk.

De meest gebruikte operatieve benadering voor het plaatsen van een totale knieprothese is de mediale parapatellaire benadering, waarmee uitstekende resultaten op de lange termijn worden behaald [10]. Tussen 2010 en 2012 werd in Nederland bij 94 % van de patiënten met een primaire knieprothese deze benadering toegepast [11].

Mediale parapatellaire benadering

Aan de voorzijde wordt over het midden van de knie een verticale incisie gemaakt met een lengte van ongeveer 20 cm. Vervolgens wordt het kniegewricht geopend met een mediale parapatellaire incisie. Hierbij wordt aan de mediale zijde van de patella door het retinaculum, het kapsel en het synovium een snede gemaakt. Bij een minimaal invasieve techniek is de incisie veel kleiner.

De operatie

Om het gewricht te openen, wordt de patella naar lateraal geklapt. Zo wordt het gewricht blootgelegd.

Allereerst wordt de mate van slijtage en eventueel botverlies beoordeeld.

Bij een *totale* knieprothese wordt de voorste kruisband weggehaald; bij een *hemi*prothese blijft deze zitten. Ook de menisci worden bij de totale protheseoperatie weggehaald. De toestand van de achterste kruisband wordt beoordeeld. Afhankelijk van de kwaliteit van de kruisband en het soort prothese (PS- of CR-prothese) verwijdert de chirurg de achterste kruisband.

Vervolgens worden de botwoekeringen en aangetaste gewrichtsvlakken van de proximale tibia en distale femur verwijderd. Het femuruiteinde wordt verder afgewerkt om een goed draagvlak te creëren voor de femurcomponent.

Eventueel verwijdert de chirurg het aangetaste gewrichtsoppervlak van de patella en vervangt deze door een prothese.

De slechte kraakbeenvlakken van boven- en onderbeen worden met behulp van mallen afgezaagd, zodat de prothese uiteindelijk precies aansluit op het bot (fig. 3.7).

Zeer belangrijk is dat een optimale uitlijning tussen tibia en femur plaatsvindt, waarbij de ligamenten in balans zijn. De as van zowel femur als tibia wordt goed gecontroleerd tijdens de operatie. Dit is van belang voor een goed resultaat van de prothese. De distale femur dient een correcte hoek ten opzichte van de as van de tibia te maken. Een lichte afwijking van de rotatiestand van de femurcomponent kan al leiden tot een verminderde functie van de knie, instabiliteit, verkeerd sporen van de patella en persisterende postoperatieve pijnklachten. Ook controleert de chirurg of het *tibia*oppervlak naar behoren bedekt wordt en voldoende gealigneerd is. Om inwerkende krachten gelijkmatig te verdelen over de knieprothese plaatst de chirurg de prothese zodanig dat het nieuwe gewrichtsvlak loodrecht op de mechanische as staat [12]. De as wordt gevormd door de belastingslijn die loopt vanuit het midden van het heupgewricht naar het midden van het bovenste spronggewricht (fig. 3.8a). Bij de meeste typen totale knieprothesen wordt voor de positiebepaling uitgegaan van deze mechanische as [12].

Nadat het onderste deel van de femur en het bovenste deel van de tibia afgezaagd zijn, fixeert de chirurg een metalen *baseplate* op de beide resectievlakken. Tussen de beide metalen componenten wordt de polyethyleen bearing aangebracht door deze vast te klikken op de tibiacomponent van de prothese (fig. 3.8a, b). De bearing is in verschillende diktes beschikbaar.

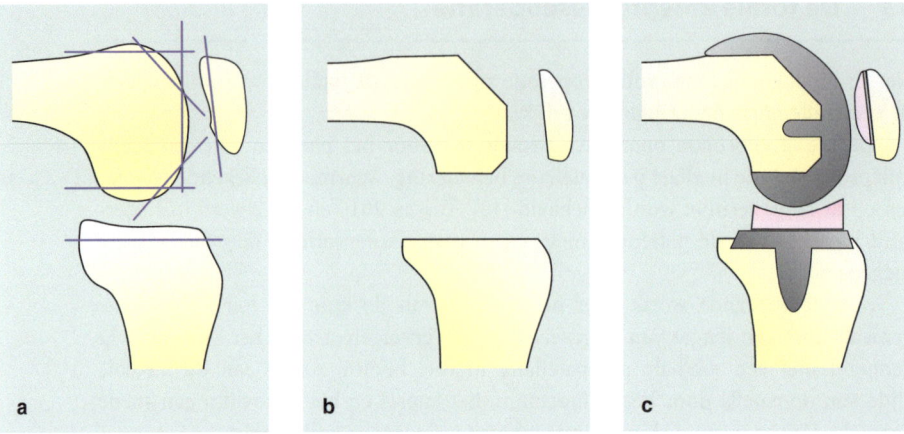

◘ **Figuur 3.7** **a** Zaagsneden door femur, tibia en patella: met mallen wordt het overbodige bot afgezaagd. **b** Het gewricht zonder prothese. **c** De totale knieprothese.

> **De juiste pasvorm**
> Essentieel voor het goed functioneren van de prothese is een juiste pasvorm. Tijdens een proefpassing beoordeelt de chirurg of er een gelijke spanning bestaat tussen de mediale en laterale banden/retinaculum, of de knie stabiel genoeg is en of de patella goed spoort zonder (sub)luxatie. De knie wordt enkele keren gebogen en gestrekt om te kijken of het gewricht soepel loopt. Hierbij let de chirurg op eventueel aanwezig impingement: inklemming van weke-delen-weefsels.
>
> Een optimale plaatsing van de verschillende prothesedelen met de juiste weke-delenspanning kan bereikt worden met computernavigatie. In geval van een disbalans of niet goed lopende flexie en extensie van de knie, kan de chirurg kiezen voor een andere dikte van de polyethyleenbearing of een wijziging van de geplaatste femur- en/of tibiacomponent. Soms is een release van de collaterale banden nodig [12].
>
> Als de proefprothese goed past, wordt deze verwijderd. Daarna plaatst de chirurg de definitieve prothesecomponenten (◘ fig. 3.8b). Ook de definitieve knieprothese wordt getest op onder andere mobiliteit, stabiliteit en de positie van de as. Ten slotte wordt de patella terug geklapt. De ingreep duurt ongeveer anderhalf uur.

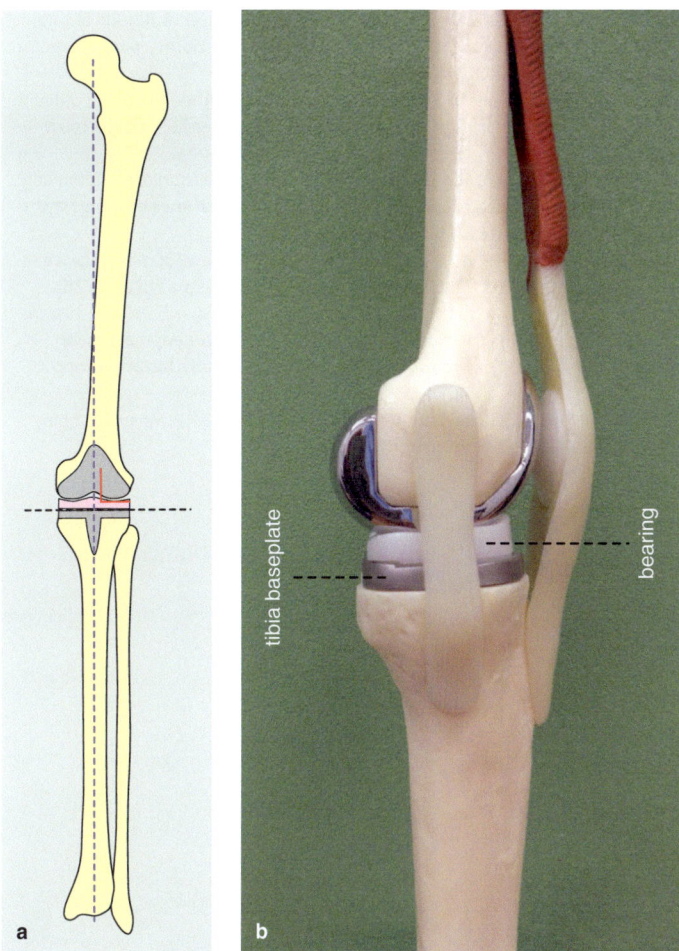

Figuur 3.8 a De prothese wordt zo geplaatst, dat het nieuwe gewrichtsvlak (zwarte stippellijn) loodrecht op de mechanische as staat. De mechanische as wordt gevormd door de belastingslijn die loopt vanuit het midden van het heupgewricht naar het midden van het bovenste spronggewricht (paarse stippellijn). b Model van een knie na implantatie van een totale knieprothese. Mediaal aanzicht.

Literatuur

1. Nederlandse Orthopaedische Vereniging. Conceptrichtlijn Totale Knieprothese. Versie 20 mei 2014.
2. Kort NP, Deutman R, Raay JJ van, Horn JR van. Medial unicompartmental knee prosthesis for patients with unicompartmental gonarthrosis. Ned Tijdschr Geneeskd. 2004;148(40):1960–5.
3. Lewold S, Robertsson O, Knutson K, Lidgren L. Revision of unicompartmental knee arthroplasty: outcome in 1,135 cases from the Swedish Knee Arthroplasty study. Acta Orthop Scand. 1998;69(5):469–74.
4. Oni JK, Hochfelder J, Dayan A. Isolated patellofemoral arthroplasty. Bull Hosp Jt Dis. 2014;72(1):97–103.
5. Walker T, Perkinson B, Mihalko WM. Patellofemoral arthroplasty: the other unicompartmental knee replacement. J Bone Jt Surg Am. 2012;94(18):1712–20.

6 Delanois RE, McGrath MS, Ulrich SD, Marker DR, Seyler TM, Bonutti PM, et al. Results of total knee replacement for isolated patellofemoral arthritis: when not to perform a patellofemoral arthroplasty. Orthop Clin N Am. 2008;39(3):381–8, vii.
7 Macfarlane AJR. Arun Prasad G, Chan VWS, Brull R. Does regional anesthesia improve outcome after total knee arthroplasty? Clin Orthop Relat Res. 2009;467(9):2379–402. ▶ doi:10.1007/s11999-008-0666-9.
8 Alcelik I, Sukeik M, Pollock R, Misra A, Shah P, Armstrong P, et al. Comparison of the minimally invasive and standard medial parapatellar approaches for primary total knee arthroplasty. Knee Surg Sports Traumatol Arthrosc. 2012;20(12):2502–12.
9 Song YC, Fang R, Meng QC, Jia H, Deng YJ, Liao J, et al. Systematic reviews of mini-invasive surgery versus standard approaches for total knee arthroplasty. Zhonghua Yi Xue Za Zhi. 2012;92(3):209–13.
10 Masjudin T, Kamari Zh. A comparison between subvastus and midvastus approaches for staged bilateral total knee arthroplasty: a prospective, randomised study. Malays Orthop J. 2012;6(3):31–6.
11 Landelijke Registratie Orthopedische Implantaten. LROI-Rapportage 2012, Meer inzicht in kwaliteit van orthopedische zorg.'s-Hertogenbosch 2013.
12 Marting L. De totale knieprothese. Physios. 2010;2:12–22.

Een 79-jarige man met mediale linkszijdige kniepijn

Koos van Nugteren en Arent Snaak

Samenvatting

Dit hoofdstuk beschrijft een patiënt met spontaan ontstane mediale kniepijn. De man heeft een vrij zeldzame auto-immuunaandoening waarvoor hij medicijnen gebruikt. De symptomen zijn verwarrend en kunnen wijzen op verschillende pathologieën.

4.1 Inspectie en palpatie – 34

4.2 Functieonderzoek – 34

4.3 Interpretatie – 34

4.4 Aanvullende tests en specifieke palpatie – 35

4.5 Interpretatie – 35

4.6 Beeldvormend onderzoek – 36

4.7 Therapie – 37

4.8 Follow-up – 37

4.9 Bespreking – 37

Literatuur – 39

© Bohn Stafleu van Loghum, onderdeel van Springer Media BV 2016
K. van Nugteren, D. Winkel (Red.), *Kunstgewrichten: knie en enkel*, Orthopedische Casuïstiek,
DOI 10.1007/978-90-368-1282-5_4

> Een vrij sportieve 79-jarige man krijgt zonder aanwijsbare oorzaak pijn aan de mediale zijde van zijn linkerknie. Hij voelt de pijn als hij na enige tijd gezeten te hebben, opstaat uit de stoel en begint te lopen. Na enkele minuten lopen trekt de pijn weg. Echter in de loop van enkele weken wordt de pijn erger; ook tijdens het lopen blijft de pijn in geringe mate aanwezig.
> De patiënt vraagt zich af of de kniepijn verband kan houden met de auto-immuunaandoening die hij heeft: het syndroom van Churg-Strauss[1], een systeemvasculitis waarbij chronische ontstekingen kunnen optreden van kleine tot middelgrote arteriën. De aandoening manifesteert zich vooral in longen, huid, darmen, zenuwen en hart, maar niet in de gewrichten. Dergelijke ongewenste auto-immuunontstekingen worden geremd door corticosteroïden. Deze patiënt gebruikt dan ook al jaren een onderhoudsdosering prednison.
> De patiënt bezoekt zijn huisarts, die een klein meniscusletsel vermoedt en de patiënt doorstuurt naar de fysiotherapeut.

- **Status praesens**

Op het moment van het onderzoek heeft de patiënt weer wat minder pijn dan voorheen. Hij heeft nu vooral startpijn en last van even mank lopen na langdurig zitten. Verder lijkt de situatie beter te worden aldus de patiënt.

4.1 Inspectie en palpatie

De aangedane linkerknie is iets dikker en warmer dan de rechterknie, vooral aan de mediale zijde. Er is sprake van een lichte hydrops. De hydrops is bij deze patiënt alleen aan te tonen door aan de mediale zijde het vocht weg te strijken en vervolgens aan de laterale zijde weer terug te strijken naar mediaal (◘ fig. 4.1).

4.2 Functieonderzoek

Het functieonderzoek van de knie is, afgezien van een eindstandige flexiebeperking, volledig negatief.

Aangezien het knieonderzoek negatief is, wordt ook de heup nagekeken: vrij vaak veroorzaakt heuppathologie namelijk kniepijn. Het functieonderzoek van de heup is echter ook negatief.

4.3 Interpretatie

Al met al lijken de symptomen mee te vallen. Misschien is er een klein perifeer meniscusletsel dat nu aan het herstellen is, en vormt deze symptomatologie het restant ervan. Men kan ook denken aan de eerste symptomen van een artrose. De

---

1 Het syndroom van Churg-Strauss is genoemd naar de onderzoekers Jacob Churg (1910-2005) en Lotte Strauss (1913-1985).

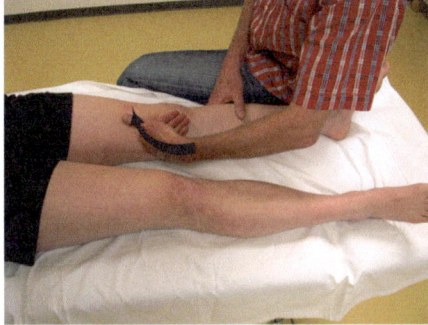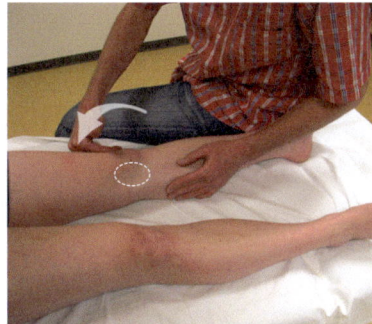

Figuur 4.1 Methode om een lichte hydrops op te sporen: eerst strijkt de onderzoeker over de mediale zijde van de knie naar proximaal-lateraal en vervolgens over de laterale zijde van de knie naar proximaal-mediaal. Is er wat vocht in de knie aanwezig, dan vult het mediale kniekuiltje (cirkel) zich.

startpijn en de eindstandige flexiebeperking zijn vaak de eerste symptomen van een artrose. De flexiebeperking kan echter ook door de hydrops worden veroorzaakt.

Aangezien de patiënt prednison gebruikt, moeten we differentiaaldiagnostisch ook rekening houden met een avasculaire necrose, een vrij zeldzame bijwerking van prednisongebruik. Vaak is de heupkop hierbij aangedaan. In de knie is de mediale femurcondyl een voorkeursplek hiervoor.

4.4 Aanvullende tests en specifieke palpatie

De thessalytest (fig. 2.1), de beste test om meniscusletsel aan te tonen of uit te sluiten, is negatief.

Er is wel joint line tenderness ofwel: de gewrichtsspleet is drukpijnlijk. Dit kan wijzen op een meniscusletsel. Ook is de mediale femurcondyl drukpijnlijk. Als ik vervolgens flink 'klop' op de mediale condyl ontstaat direct herkenbare, vrij hevige pijn.

4.5 Interpretatie

De aanvullende tests geven nog geen uitsluitsel over de juiste diagnose. Men moet nog steeds rekening houden met een meniscusletsel, artrose en/of avasculaire necrose.

Vooral de herkenbare kloppijn suggereert dat er sprake kan zijn van een avasculaire necrose. Na overleg met de huisarts wordt besloten een röntgenfoto te laten maken. Deze wordt een maand later gemaakt. De pijn is dan weer fors toegenomen.

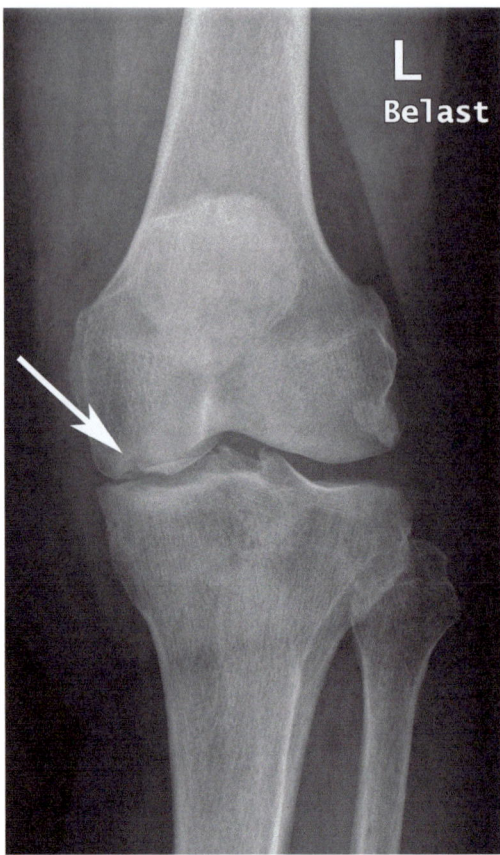

◘ Figuur 4.2 De conventionele röntgenfoto toont een versmalling van de mediale gewrichtsspleet en een osteochondraal defect (pijl), wijzend op avasculaire necrose.

4.6 Beeldvormend onderzoek

Röntgenfoto
De röntgenfoto toont versmalling van de mediale gewrichtsspleet, wat wijst op een mediale artrose. Verder is in de mediale femurcondyl een osteochondraal defect zichtbaar, wijzend op avasculaire necrose (◘fig. 4.2). De necrose wordt door middel van MRI beter in beeld gebracht.

MRI
De MRI toont, naast botoedeem, duidelijk het osteochondraal defect op basis van avasculaire botnecrose (◘fig. 4.3). Verder wordt een degeneratieve scheur gevonden in de achterhoorn van de mediale meniscus. Hieruit blijkt dat de drie mogelijke diagnoses alle aanwezig zijn.

Diagnose	
Avasculaire necrose van de mediale femurcondyl, artrose van het mediale compartiment en een meniscusletsel van de achterhoorn van de mediale meniscus.	

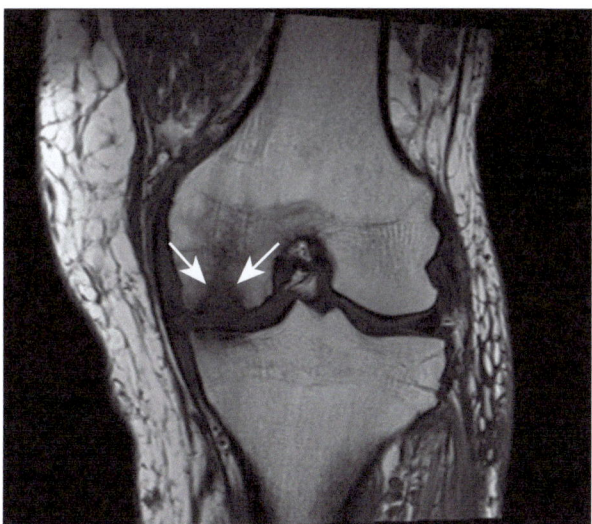

Figuur 4.3 MRI-opname: deze frontale coupe toont avasculaire necrose van de mediale femurcondyl.

4.7 Therapie

De verwachting is dat conservatief beleid geen zin meer heeft. Het mediale compartiment van de knie heeft te veel schade opgelopen. De patiënt wordt dan ook geopereerd. Aangezien het laterale compartiment geen afwijkingen vertoont, krijgt de patiënt een hemiprothese van alleen het mediale kniecompartiment (fig. 4.4 en 4.5).

4.8 Follow-up

De revalidatie na implantatie van een hemiprothese komt min of meer overeen met die van een totale knieprothese. Vaak is de revalidatieperiode van de hemiprothese wat korter omdat de operatie minder ingrijpend is.

Bij deze patiënt verloopt de revalidatie zeer voorspoedig. Al enkele weken na de operatie heeft de patiënt vrijwel geen pijn meer. Geleidelijk wordt de belasting van de knie opgebouwd, de actieradius uitgebreid en drie maanden na de operatie is de patiënt klachtenvrij.

4.9 Bespreking

Spontane osteonecrose (SONK), ook wel primaire osteonecrose genoemd, is de meest voorkomende vorm van avasculaire necrose in de knie. Kenmerkend is het plotselinge optreden van mediale kniepijn zonder voorafgaand trauma. SONK komt voornamelijk voor bij oudere patiënten (*zie kader*). SONK ontstaat het vaakst bij vrouwen en in 99 % van de gevallen van primaire osteonecrose is alleen de mediale condyl aangedaan. De precieze oorzaak is nog onbekend [1].

Primaire osteonecrose

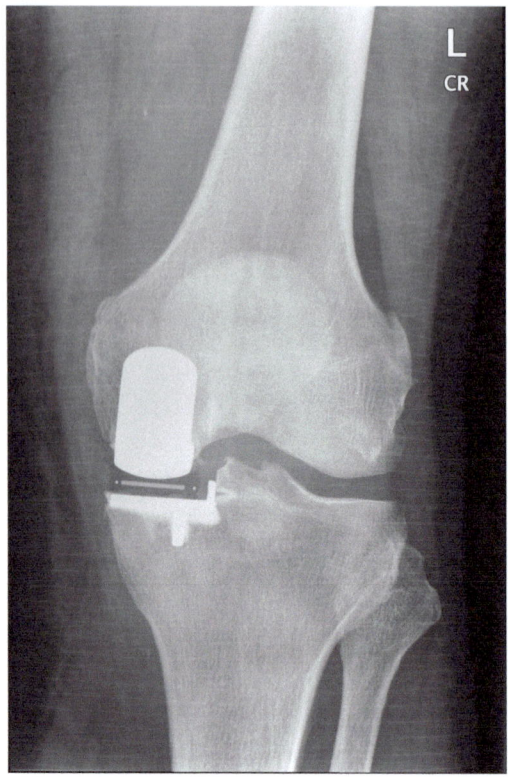

◘ **Figuur 4.4** De patiënt krijgt een hemiprothese van het mediale kniecompartiment.

> **Prevalentie**
> Pape et al. [2] onderzochten de prevalentie van osteonecrose bij 176 patiënten met niet-traumatische, spontaan ontstane mediale kniepijn. Zij gebruikten hiervoor MRI omdat hiermee beter dan met röntgenonderzoek osteonecrose is te detecteren. Onder de patiënten ouder dan 65 jaar was de prevalentie 9,4 %. De onderzochte personen waren verder gezond. Zij gebruikten geen corticosteroïden en deden niet aan duiksport.

Secundaire osteonecrose

Secundaire osteonecrose is een gevolg van comorbiditeit als systeemziekten, langdurig gebruik van corticosteroïden of alcoholisme. Ook diepzeeduiken kan leiden tot osteonecrose, vooral als men te snel vanuit de diepte naar het wateroppervlak zwemt.

De secundaire vorm komt het meest voor bij personen jonger dan 55 jaar en in 80 % van de gevallen zijn meerdere laesies aanwezig in beide knieën.

Behandeling

De behandeling van osteonecrose is afhankelijk van het type en het ziektestadium. Bij lichte gevallen van osteonecrose is conservatieve behandeling mogelijk met NSAID's, pijnstillers en het gebruik van loopkrukken [3]. Bij de patiënt uit deze casus was het gehele mediale compartiment van de linkerknie zodanig aangedaan, dat een hemiprothese noodzakelijk was.

Het volgende hoofdstuk gaat dieper in op de indicaties en de voor- en nadelen van een hemiprothese van de knie.

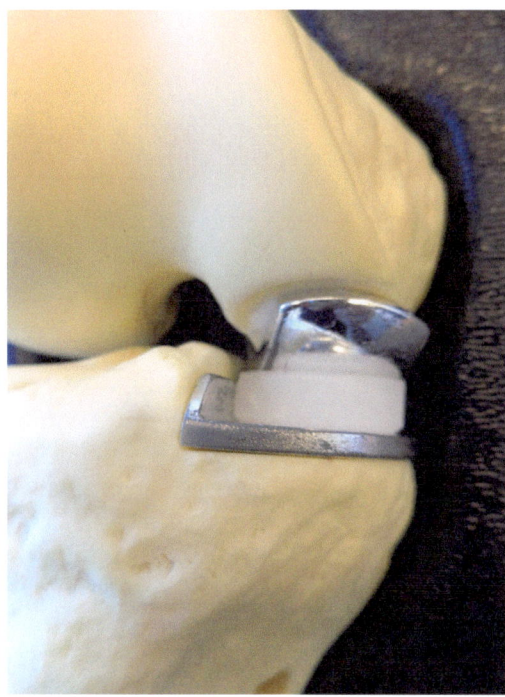

Figuur 4.5 Model van een hemiartroplastiek van de knie.

Literatuur

1. Karim AR, Cherian JJ, Jauregui JJ, Pierce T, Mont MA. Osteonecrosis of the knee: review. Ann Transl Med. 2015;3(1):6.
2. Pape D, Seil R, Fritsch E, Rupp S, Kohn D. Prevalence of spontaneous osteonecrosis of the medial femoral condyle in elderly patients. Knee Surg Sports Traumatol Arthrosc. 2002;10(4):233–40.
3. Breer S, Oheim R, Krause M, Marshall RP, Amling M, Barvencik F. Spontaneous osteonecrosis of the knee (SONK). Knee Surg Sports Traumatol Arthrosc. 2013;2:340–5.

Addendum: mediale knieartrose

Koos van Nugteren

Samenvatting

Dit hoofdstuk beschrijft waarom artrose van de knie vaak eerst in het mediale kniecompartiment optreedt en wanneer men besluit het mediale kniecompartiment te vervangen door een hemiprothese. Verder worden de voor- en nadelen beschreven van de hemiprothese ten opzichte van de totale knieprothese.

5.1   Inleiding – 42

5.2   Diagnostiek – 42

5.3   Hemiprothese – 42
5.3.1   Voor- en nadelen – 42
5.3.2   Voorwaarden – 43

5.4   Correctieosteotomie – 44

Literatuur – 44

© Bohn Stafleu van Loghum, onderdeel van Springer Media BV 2016
K. van Nugteren, D. Winkel (Red.), *Kunstgewrichten: knie en enkel*, Orthopedische Casuïstiek,
DOI 10.1007/978-90-368-1282-5_5

5.1 Inleiding

Knieartrose leidt tot pijn en functieverlies van de knie. In ongeveer een derde van de gevallen wordt de pijn veroorzaakt door artrose van alleen de *mediale* zijde van het kniegewricht; de laterale femurcondyl en het laterale tibiaplateau bevatten hierbij nog gezond kraakbeen.

De mediale gewrichtsspleet is gemiddeld smaller dan de laterale; daarom ontstaat meestal het eerst schade aan de mediale zijde van het gewricht. Ook O-benen leiden tot een hogere belasting van het mediale gewrichtskraakbeen.

5.2 Diagnostiek

Om te beoordelen of de kniepijn alleen afkomstig is van de mediale zijde van het gewricht kan men een scintigrafie (botscan) maken en kijken of alleen aan de mediale zijde een hotspot op de afbeelding is te zien. Vaak kan men pas tijdens de operatie definitief beoordelen of de laterale zijde nog gezond is. Alleen bij een gezond lateraal gewrichtscompartiment is het mogelijk een hemiprothese te gebruiken.

5.3 Hemiprothese

Patiënten met mediale knieartrose kunnen worden behandeld door implantatie van een hemiprothese ofwel unicompartimentele prothese (fig. 5.1). Hierbij wordt alleen het mediale kniecompartiment vervangen door de prothese. De hemiprothese wordt vooral toegepast bij *oudere* patiënten die een rustig leefpatroon hebben; men moet er namelijk zeker van zijn dat op korte termijn niet ook de laterale zijde artrotisch wordt.

Dit type prothese wordt al ruim dertig jaar toegepast. Veel van de oorspronkelijk gebruikte prothesen bleken niet voldoende duurzaam te zijn en worden dan ook niet meer gebruikt. Inmiddels heeft de hemiprothese veel verbeteringen ondergaan.

5.3.1 Voor- en nadelen

Voordelen van de hemiprothese ten opzichte van de totale knieartroplastiek:
- Het is een kleinere operatie: er kunnen meer weke delen tijdens de operatie intact blijven.
- De patiënt heeft vaak wat minder pijn.
- De duur van de ziekenhuisopname is meestal korter en het herstel verloopt sneller.
- De mate van knieflexie wordt gewoonlijk groter (>120° flexie).
- Het looppatroon is meestal beter dan na een totale knieprothese.

5.3 · Hemiprothese

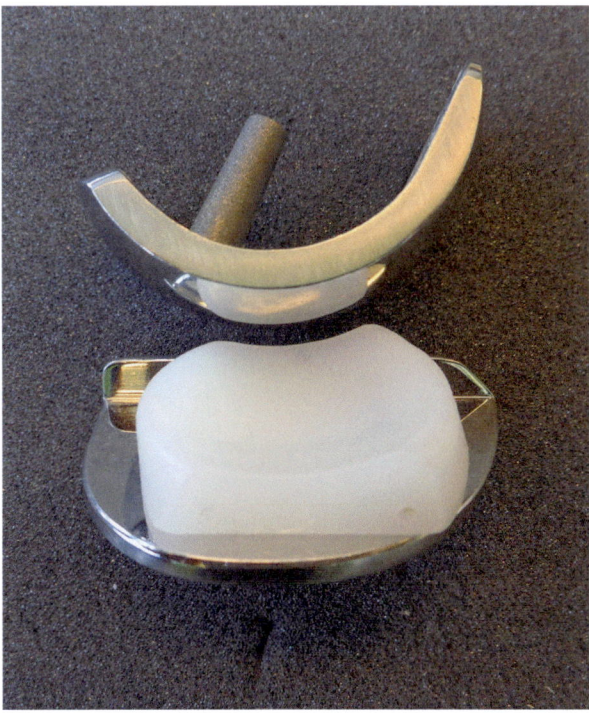

◘ Figuur 5.1 Hemiprothese. Boven: de femurcomponent. Onder: fixed bearing op de tibiacomponent.

Nadelen van de hemiprothese:
- Het is mogelijk dat aan de laterale zijde het proces van artrose zich voortzet, waardoor op termijn klachten kunnen ontstaan aan de laterale zijde van het kniegewricht. Een reoperatie waarbij de hemiprothese moet worden vervangen door een totale knieprothese, is zwaarder dan wanneer direct een totale knieprothese wordt geïmplanteerd.
- De technische uitvoering is lastiger dan die van de totale knieprothese.

5.3.2 Voorwaarden

Enkele voorwaarden voor een geslaagde hemiprotheseoperatie:
- Er moet sprake zijn van een mediale *artrose* (geen reumatoïde artritis).
- Het laterale compartiment moet intact zijn.
- Er mag (bij voorkeur) geen grote flexiecontractuur bestaan (<15° beperking).
- De kruisbanden moeten intact zijn.

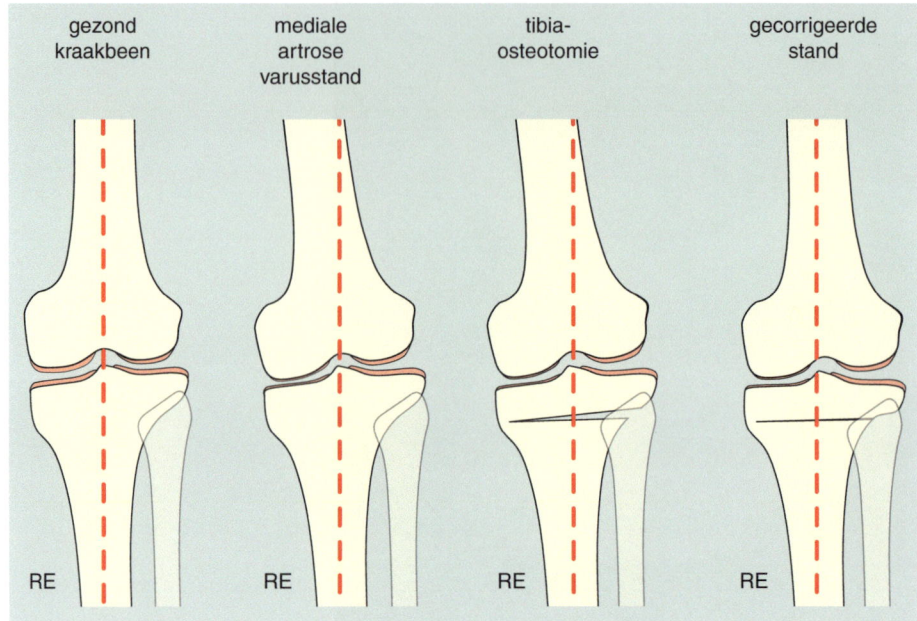

Figuur 5.2 Bij relatief jonge mensen met een mediale knieartrose kan het zinvol zijn de stand van het gewricht te corrigeren door middel van een tibiakoposteotomie.

5.4 Correctieosteotomie

Bij relatief jonge mensen (<60 jaar) met een mediale knieartrose zal men niet zo snel kiezen voor implantatie van een hemiprothese. Beter kan men – als conservatief beleid faalt – de stand van het gewricht corrigeren door middel van een tibiakoposteotomie (fig. 5.2). Hiermee wordt beoogd het artroseproces te vertragen. Over het algemeen zijn de resultaten na een tibiakoposteotomie goed [1].

Literatuur

1 Duivenvoorden T. Treatment modalities for patients with varus medial knee osteoarthritis (proefschrift). Ridderkerk: Ridderprint BV, 2015. Blz 195.

Pijn en zwelling van de knie bij een 73-jarige man met een knieprothese sinds vier jaar

Marc Martens

Samenvatting

Ruim drie jaar kon deze 73-jarige patiënt weer uitstekend functioneren met een 'nieuwe knie'. Alle pijn en beperkingen die hij voorheen had, leken opgelost. Geleidelijk ontstond daarna echter toch weer pijn en zwelling van het gewricht.

6.1 Inspectie – 46

6.2 Algemene palpatie – 46

6.3 Functieonderzoek – 46

6.4 Palpatie – 46

6.5 Interpretatie – 46

6.6 Therapie – 46

6.7 Follow-up – 47

6.8 Bespreking – 47

Literatuur – 48

© Bohn Stafleu van Loghum, onderdeel van Springer Media BV 2016
K. van Nugteren, D. Winkel (Red.), *Kunstgewrichten: knie en enkel*, Orthopedische Casuïstiek,
DOI 10.1007/978-90-368-1282-5_6

> Wegens ernstige pijn en disfunctie van zijn artrotische linkerknie onderging een destijds 69-jarige man een operatie waarbij een knieprothese werd ingebracht. Hij kon hiermee gedurende 3½ jaar uitstekend functioneren. De patiënt kon onbeperkt wandelen, fietste veel en werkte graag in zijn tuin.
> De laatste zes maanden kreeg hij geleidelijk steeds meer last in de vorm van zwelling en pijn na inspanning. Conservatieve therapie in de vorm van fysiotherapie en niet-steroïde antiflogistica hielpen niet.

6.1 Inspectie

Afgezien van een lichte zwelling van de linkerknie zijn er geen bijzonderheden te zien.

6.2 Algemene palpatie

De knie voelt pasteus aan en bevat een matige hoeveelheid vocht (midi-hydrops).

6.3 Functieonderzoek

Extensie is volledig; flexie is zowel actief als passief niet verder dan 105 graden mogelijk. Het overige functieonderzoek is negatief.

6.4 Palpatie

De meeste drukpijn bestaat ter hoogte van de mediale en laterale gewrichtsspleet en de recessus suprapatellaris.

6.5 Interpretatie

Het betreft hier mogelijk een synoviitis als gevolg van slijtage van het polyethyleen van de prothese. Het beste kan men dit artroscopisch beoordelen.

6.6 Therapie

Tijdens de artroscopie blijkt dat er geen zichtbare slijtage van het polyethyleen bestaat, ook niet ter hoogte van de patellacomponent. Wel zien we een gelokaliseerde villeuze synoviitis, die op bepaalde plaatsen over het polyethyleen woekert (◘ fig. 6.1). Deze synoviale poliepen worden vooral gevonden in de mediale en laterale recessus. De woekeringen worden weggeshaved en opgestuurd voor anatomisch-pathologisch onderzoek.

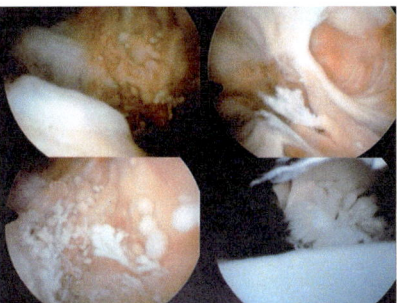 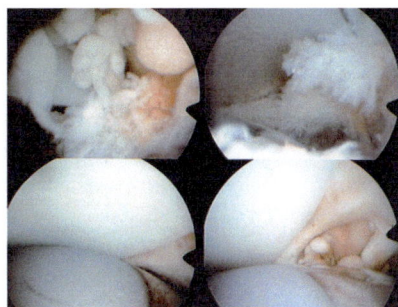

Figuur 6.1 Deze artroscopische beelden tonen op verschillende plaatsen de vlokkige en nodulaire synoviareactie als gevolg van slijtage van polyethyleen.

De conclusie van dit onderzoek luidt: uitgesproken inflammatoir proces, typisch voor een vreemdlichaamreactie op basis van microscopische partikels die vrijkomen door slijtage.

Diagnose
Synoviitis als gevolg van een vreemdlichaamreactie op basis van door slijtage vrijkomende microscopische polyethyleenpartikels

6.7 Follow-up

Drie maanden na de artroscopische *shaving* is patiënt duidelijk beter. Hij heeft geen vocht meer en ook de pijn is verdwenen. Geleidelijk voert hij zijn activiteiten weer op.

6.8 Bespreking

Vochtvorming en pijn bij een patiënt met een knieprothese doen in de eerste plaats denken aan een slijtageproces van het polyethyleen. Helaas is polyethyleen slijtagegevoelig, wat aanleiding geeft tot de zogenaamde *wear disease*. Vochtvorming, pijn en botresorptie ter hoogte van het steunvlak van het bot rondom de prothese zijn hiervan de gevolgen. Soms kan dit proces zelfs leiden tot loskomen van de prothese als gevolg van een aseptische reactie.

Slijtage van polyethyleen komt gelukkig niet bij elke prothese voor, zelfs niet na verloop van vele jaren. Dit fenomeen is vooral afhankelijk van het activiteitenniveau van de patiënt, maar hangt ook wel samen met leeftijd en lichaamsgewicht.

Artroscopie bij hardnekkige klachten van een patiënt met een totale knieprothese kan nuttig zijn: [1, 2] men kan zo de ernst van de het probleem beoordelen en eventueel een shaving uitvoeren, waardoor de patiënt weer geruime tijd goed kan functioneren.

Mogelijke afwijkingen die men vindt bij een artroscopie zijn: artrofibrose[1], synoviitis, hypertrofische synoviitis met inklemming, inklemming van de achterste kruisbandstomp, loslating, polyethyleenslijtage, een pseudomeniscus of een infrapatellair spoor.

Deze casus werd beschreven in 1994. De operatietechnieken en de materialen zijn in de afgelopen twintig jaar duidelijk verbeterd. Toch is polyethyleenslijtage nog steeds een van de redenen voor het ontstaan van pijn door synoviitis en loslating van de prothese. Het spreekt voor zich dat knieprothesen die lang geleden geïmplanteerd zijn een groter risico lopen dan recent geplaatste prothesen.

Het volgende hoofdstuk gaat dieper in op *wear disease*.

Literatuur

1 Klinger HM, Baums MH, Spahn G, Ernstberger T. A study of effectiveness of knee arthroscopy after knee arthroplasty. Arthroscopy. 2005;6:731–8.
2 Jerosch J, Aldawoudy AM. Arthroscopic treatment of patients with moderate arthrofibrosis after total knee replacement. Knee Surg Sports Traumatol Arthrosc. 2007;1:71–7. Epub 2006 May 19.

---

1 Artrofibrose: bewegingsbeperking van een gewricht door littekenvorming.

Addendum: wear disease

Koos van Nugteren

Samenvatting

Dit hoofdstuk beschrijft hoe slijtage van de gewrichtsoppervlakken van een gewrichtsprothese uiteindelijk kan leiden tot loslating van een prothesecomponent. Verder worden technische ontwikkelingen besproken die moeten leiden tot een langere levensduur van de prothese.

7.1   Inleiding – 50

7.2   Mechanisme – 50

7.3   Factoren – 50

7.4   Betere materialen – 51

7.5   Een nieuwe ontwikkeling: knie distractie – 52

       Literatuur – 53

© Bohn Stafleu van Loghum, onderdeel van Springer Media BV 2016
K. van Nugteren, D. Winkel (Red.), *Kunstgewrichten: knie en enkel*, Orthopedische Casuïstiek,
DOI 10.1007/978-90-368-1282-5_7

7.1 Inleiding

Bij iedere stap slijt een prothese, vooral de polyethyleen kom (fig. 7.1). Dit komt door het loskomen van kleine partikels (deeltjes) van het oppervlak van het kunstgewricht. Als dit fenomeen na verloop van tijd klachten veroorzaakt bij de drager van de prothese, dan noemt men dit *particle disease* ofwel *wear (slijtage) disease*. De partikels worden niet alleen vrijgemaakt van de articulerende gewrichtsvlakken, ook overgangsgebieden tussen prothese, cement en bot zijn gevoelig voor slijtage. Bij jonge, actieve mensen zal de slijtage uiteraard groter zijn dan bij passieve ouderen. De meeste slijtagepartikels komen in de gewrichtsruimte terecht binnen het gewrichtskapsel. Tot op zekere hoogte is het gewrichtskapsel in staat op fysiologische wijze deze deeltjes af te voeren naar de lymfklieren en de omringende weefsels. Zodra de concentratie deeltjes in het gewricht te hoog wordt, kunnen synoviitis en hydrops ontstaan. Bij een knieprothese zijn deze symptomen gemakkelijk te herkennen (zie ►H. 6 en 8).

7.2 Mechanisme

Door drukveranderingen in het gewricht tijdens het lopen kunnen partikels in de omgeving van de bot-prothesegrens terechtkomen. Uiteindelijk kunnen zij zelfs in het hele lichaam aangetroffen worden [1, 2]. Een goed afgesloten koppeling tussen prothese en bot is in staat om jarenlang het binnendringen van slijtagepartikels tussen prothese en bot te weerstaan [3]. Als zich echter voldoende partikels op de grens tussen bot en prothese bevinden die zich tussen bot en prothese weten te dringen, dan zal dat leiden tot een biologische afweerreactie. Die reactie is niet alleen gericht tegen de lichaamsvreemde partikels zelf, maar ook tegen het eigen botweefsel (fig. 7.2): macrofageninfiltratie leidt tot fagocytose van de (polyethyleen) partikels. Daarbij worden stoffen vrijgemaakt (door macrofagen en fibroblasten), die de osteoclasten (botafbrekers) activeren. Op het grensgebied tussen prothese en bot verdwijnt geleidelijk het botweefsel (osteolyse) en de prothese komt op den duur los te liggen.

7.3 Factoren

De volgende factoren beïnvloeden het ontstaan van een osteolyse (afbraak van bot door osteoclasten) [4]:
- De aard van het afgesleten materiaal: Niet ieder materiaal lokt in gelijke mate een biologische afweerreactie uit. Zo reageert het lichaam sterker op afgesleten polyethyleendeeltjes dan op cementdeeltjes.
- De hoeveelheid afgesleten materiaal.
- De aanwezigheid van afgesleten partikels op de grens tussen prothese en bot.
- De sterkte van de biologische reactie van het lichaam op lichaamsvreemde partikels.

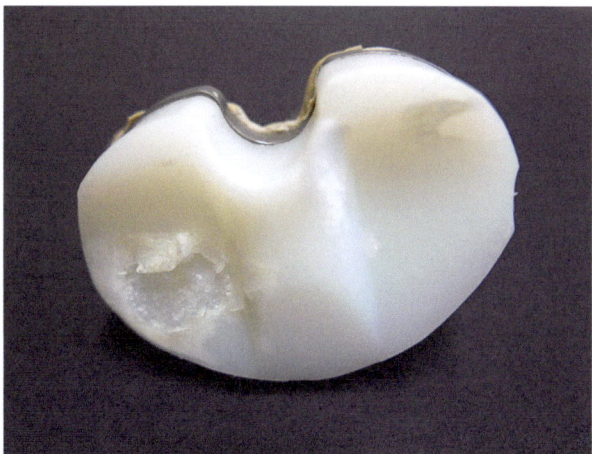

Figuur 7.1 Slijtage van het polyethyleen op de tibiacomponent van een totale knieprothese.

Mate van polyethyleenslijtage en loslating

Veel onderzoeken zijn uitgevoerd om oorzakelijke verbanden te vinden tussen de mate van polyethyleenslijtage en osteolyse. Dumbleton et al. [5] vergeleken een groot aantal publicaties hierover en kwamen in hun review tot de conclusie dat de incidentie van osteolyse vrijwel consequent toenam als ook de mate van polyethyleenslijtage groter was. Verschijnselen van osteolyse traden niet alleen *vaker* maar ook *eerder* op bij een *hoge* mate van polyethyleenslijtage. Een kritische waarde hierbij was een slijtage van 0,1 mm per jaar. Lagere waarden toonden vrijwel steeds slechts een geringe mate van botafbraak. Zij suggereren dat indien men in staat is de snelheid van polyethyleenslijtage te verminderen tot 0,05 mm per jaar, er waarschijnlijk helemaal geen osteolyse meer zal optreden. Het lichaam is dan in staat de afgesleten partikels te resorberen zonder nadelige gevolgen.

7.4 Betere materialen

Men gebruikt tegenwoordig materialen die steeds beter bestand zijn tegen slijtage, zoals highly crosslinked polyethyleen [6] en keramische materialen. Polyethyleenslijtage ontstaat bij recent geplaatste kunstgewrichten dan ook minder snel dan voorheen het geval was. Deze ontwikkelingen hebben geleid tot verlenging van de levensduur van kunstgewrichten van de onderste extremiteit. Het gevolg is dat steeds vaker actieve en relatief jonge patiënten in aanmerking kunnen komen voor implantatie van een totale knie- of heupprothese, en veel vaker dan voorheen het geval was, gaat een kunstgewricht levenslang mee. Bij oudere prothesen is helaas nog dikwijls een revisieoperatie noodzakelijk.

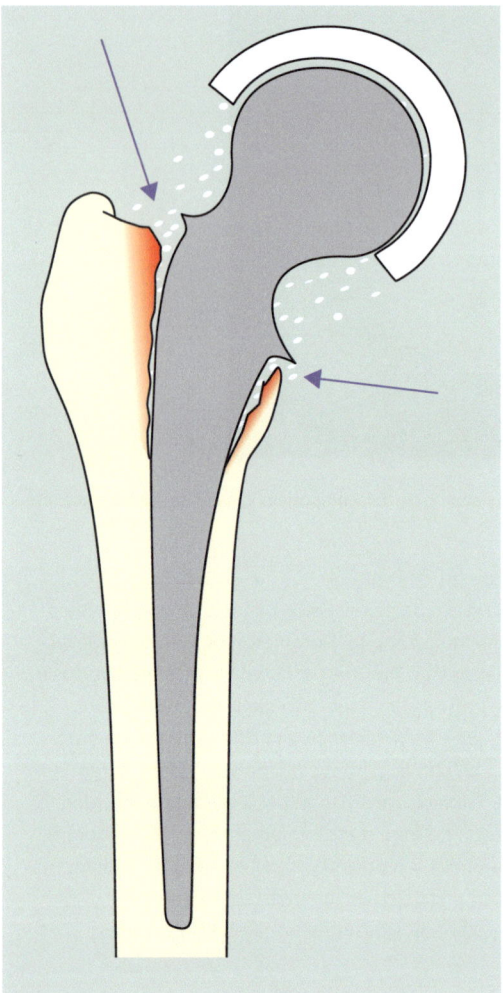

Figuur 7.2 Als er zich voldoende partikels op de grens tussen bot en prothese bevinden, leidt dit tot een biologische afweerreactie tegen het eigen botweefsel. Op het grensgebied tussen prothese en bot ontstaat een inflammatie en het bot verdwijnt. Deze illustratie toont de femurcomponent van een totale heupprothese.

7.5 Een nieuwe ontwikkeling: knie distractie

Vooral bij jongeren met knieartrose is het zinvol om een knieprothese-operatie uit te stellen om het risico op slijtage met revisies op latere leeftijd te verkleinen. Naast de in hoofdstuk 5 beschreven tibiakoposteotomie bestaat er sinds kort voor een selecte groep patiënten (<65 jaar) de mogelijkheid van kniedistractie [7, 8]. Hierbij krijgt de patiënt vier pennen in femur en tibia. Aan de zijkanten van het been worden deze verbonden door een extern frame. Dit frame kan uitgedraaid worden zodat tractie ontstaat tussen femur en tibia. De patiënt mag hiermee zes weken lopen. Na zes weken wordt het frame weer verwijderd: de dikte van het kraakbeen is dan - waarneembaar op MRI - toegenomen, de pijn is verminderd en de functie van de knie verbeterd. Er zijn aanwijzingen dat deze effecten zeker vijf jaar merkbaar zijn.

Literatuur

1. Urban RM, Jacobs JJ, Tomlinson MJ, Gavrilovic J, Black J, Peoc'h M. Dissemination of wear particles to the liver, spleen, and abdominal lymph nodes of patients with hip or knee replacement. J Bone Jt Surg Am. 2000;82(4):457–76.
2. Dahlstrand H, Stark A, Anissian L, Hailer NP. Elevated serum concentrations of cobalt, chromium, nickel, and manganese after metal-on-metal alloarthroplasty of the hip: a prospective randomized study. J Arthroplast. 2009;24(6):837–45.
3. Manley MT, D'Antonio JA, Capello WN, Edidin AA. Osteolysis: a disease of access to fixation interfaces. Clin Orthop. 2002;405:129–37.
4. Maloney WJ, Smith RL, Schmalzried TP, Chiba J, Huene D, Rubash H. Isolation and characterization of wear particles generated in patients who have had failure of a hip arthroplasty without cement. J Bone Jt Surg Am. 1995;77(9):1301–10.
5. Dumbleton JH, Manley MT, Edidin AA. A literature review of the association between wear rate and osteolysis in total hip arthroplasty. J Arthroplast. 2002;17(5):649–61.
6. Atienza C Jr, Maloney WJ. Highly cross-linked polyethylene bearing surfaces in total hip arthroplasty. J Surg Orthop Adv. 2008;17(1):27–33.
7. van der Woude JA, Wiegant K, van Heerwaarden RJ, Spruijt S, van Roermund PM, Custers RJ, Mastbergen SC, Lafeber FP. Knee joint distraction compared with high tibial osteotomy: a randomized controlled trial. Knee Surg Sports Traumatol Arthrosc. 2016 Apr 22.
8. van der Woude JA, Nair SC, Custers RJ, van Laar JM, Kuchuck NO, Lafeber FP, Welsing PM. Knee Joint Distraction Compared to Total Knee Arthroplasty for Treatment of End Stage Osteoarthritis: Simulating Long-Term Outcomes and Cost-Effectiveness. PLoS One. 2016 May 12;11(5).

Progressieve pijn en zwelling van de rechterknie bij een 78-jarige vrouw die dertien jaar geleden een knieprothese kreeg

Marc Martens

Samenvatting

Een totale knieprothese kan een patiënt gedurende lange tijd van hevige kniepijn verlossen. De patiënte van deze casus heeft meer dan tien jaar veel baat bij haar knieprothese. Dan begint zij echter geleidelijk weer pijn te krijgen, vooral bij wandelen en traplopen. Bovendien ontstond er vaak zwelling van de knie na belasten.

8.1 Inspectie – 56

8.2 Algemene palpatie – 56

8.3 Functieonderzoek – 56

8.4 Therapie – 58

8.5 Follow-up – 60

© Bohn Stafleu van Loghum, onderdeel van Springer Media BV 2016
K. van Nugteren, D. Winkel (Red.), *Kunstgewrichten: knie en enkel*, Orthopedische Casuïstiek,
DOI 10.1007/978-90-368-1282-5_8

> Dertien jaar geleden onderging de toen 65-jarige patiënte een knieoperatie wegens ernstige gonartrose, secundair aan een in haar jeugd doorgemaakte compressiefractuur van het tibiaplateau. Er werd een volledige knieprothese geplaatst. Twaalf jaar lang had deze actieve vrouw geen klachten: zij kon goed wandelen, traplopen en zonder probleem in de tuin werken. Ongeveer een jaar geleden begon zij geleidelijk pijn te krijgen, vooral tijdens wandelen en traplopen. Ook werd de knie dik na belasting.

- **Status praesens**

In de afgelopen paar maanden zijn pijn en zwelling dusdanig toegenomen, dat de vrouw ons ongerust om raad komt vragen.

8.1 Inspectie

De rechterknie is fors gezwollen en volgens de patiënte is de omvang van haar gehele been in het afgelopen jaar aanzienlijk verminderd. Inderdaad is er een flinke atrofie van boven- en onderbeen, maar een vergelijking met de situatie van enkele jaren geleden kunnen we niet maken. We moeten dus op de verklaring van de patiënte afgaan.

8.2 Algemene palpatie

De knie voelt deegachtig aan, kenmerkend voor een hypertrofische synovia.

8.3 Functieonderzoek

Extensie is volledig, zowel passief als actief. Flexie van de knie is echter beperkt, met enige moeite is 100 graden mogelijk. Beide rotaties zijn licht beperkt ten opzichte van de gezonde knie.

Interpretatie

Het betreft hier een klassiek geval van polyethyleenslijtage. Het type prothese dat de vrouw dertien jaar geleden kreeg[1], heeft – bij actieve mensen – een levensduur van tien tot vijftien jaar. Polyethyleenslijtage leidt tot verlies van functie met zwelling en pijn. De synovia hypertrofieert, waarbij zelfs invasie van de reactieve synovia in het bot kan ontstaan, waardoor botverlies optreedt ter hoogte van de prothese. Deze caviteiten kunnen soms grote afmetingen aannemen. Een revisie-ingreep kan het best niet te lang worden uitgesteld, opdat te veel verlies van bot wordt voorkomen.

De knie wordt gepuncteerd om tijdelijk de zwelling te verminderen, maar ook ter bevestiging van de vermoedelijke diagnose. Het punctaat is bruinzwart, hetgeen betekent dat er reeds contact is van metaal op metaal. De patiënte wordt uitgelegd dat er slechts één oplossing is: vervanging van de oude, versleten prothese door een nieuwe. De dikte van het polyethyleen is in recentere prothesen aangepast en heeft

---

1 De casus werd in 2003 beschreven; het betreft dus een prothese die in 1990 werd geplaatst.

8.3 · Functieonderzoek

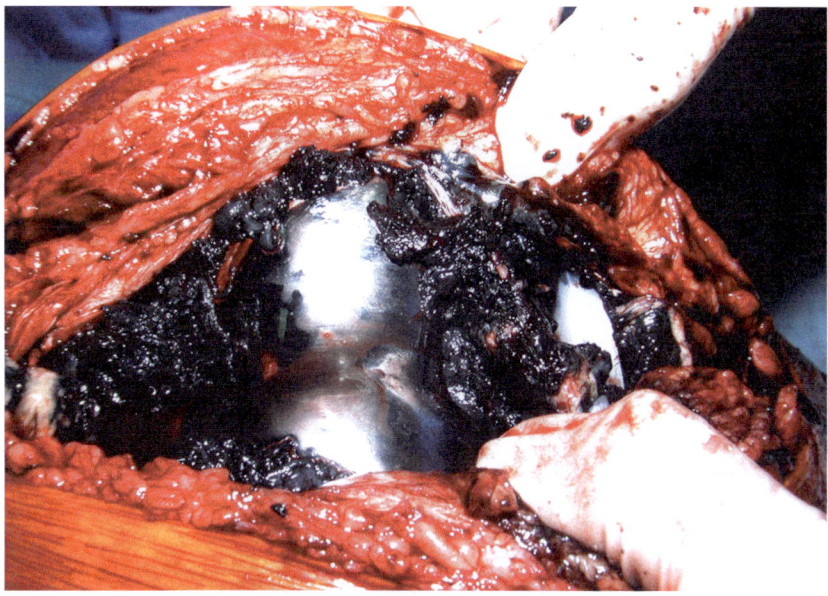

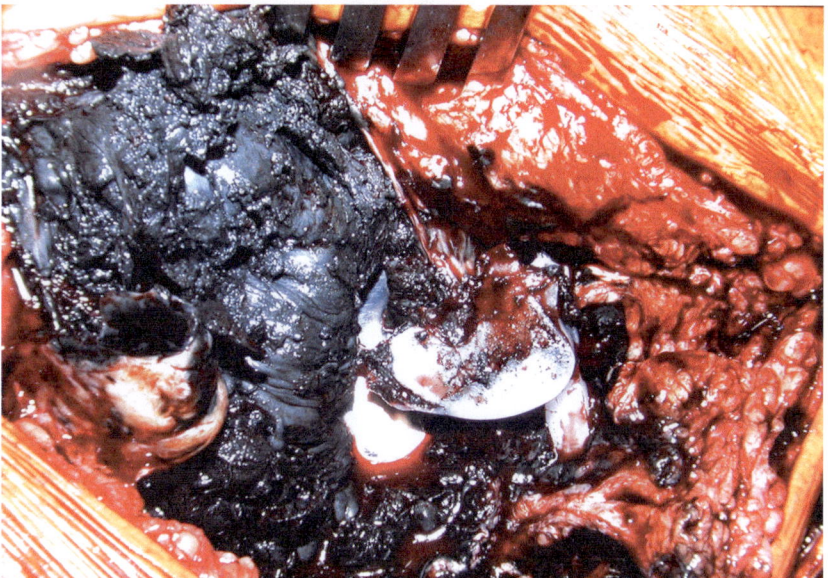

◘ **Figuur 8.1** Deze peroperatieve foto's tonen zwarte verkleuring van de hypertrofische synovia.

daardoor ook een langere levensduur. Ook is er een beter contactoppervlak van het polyethyleen.

Naast het activiteitenniveau van de patiënt spelen overgewicht en incorrecte implantatie van de prothesecomponenten (waardoor het implantaat verkeerd belast kan worden) bij het ontstaan van polyethyleenslijtage een belangrijke rol.

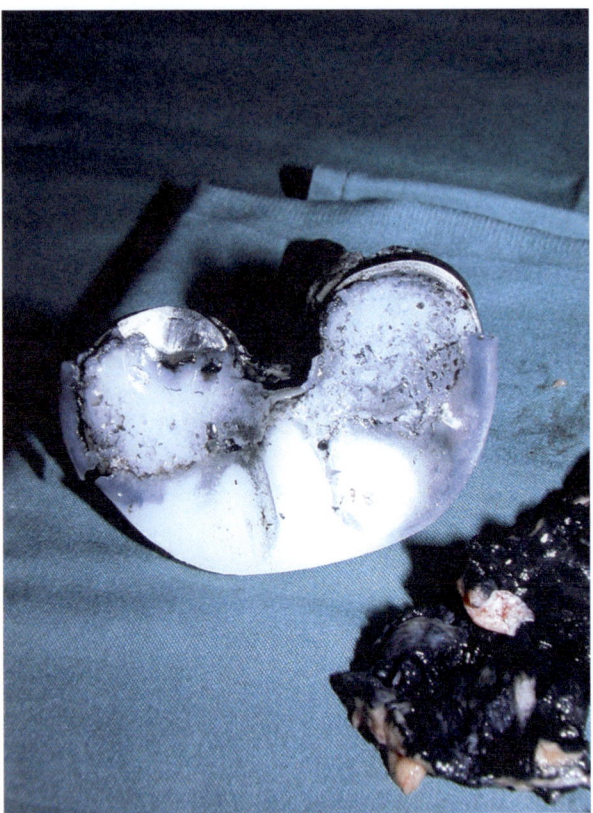

Figuur 8.2 De oude prothese toont belangrijke slijtage van het polyethyleen tot op het metaal en ook van het metaal zelf. Vergelijk deze polyethyleen bearing met de intacte fixed bearing van fig. 1.5

Diagnose
Polyethyleen- en metaalslijtage van een dertien jaar geleden geplaatste knieprothese

8.4 Therapie

Tijdens de ingreep is de zwarte verkleuring van de hypertrofische synovia opvallend en komt er na het openen van de synovia zwartbruin vocht uit het gewricht (fig. 8.1). Het polyethyleen is tot op het metaal versleten en – zoals verwacht – toont ook het metaal zelf al tekenen van slijtage (fig. 8.2).

De prothese wordt verwijderd en er wordt een zo volledig mogelijke synovectomie verricht. De knie wordt grondig gereinigd, waarbij inderdaad ook een duidelijke aantasting van het onderliggende bot te zien is – met name van het femur – met erosie en caviteiten ter hoogte van de resectievlakken (fig. 8.3).

8.4 · Therapie

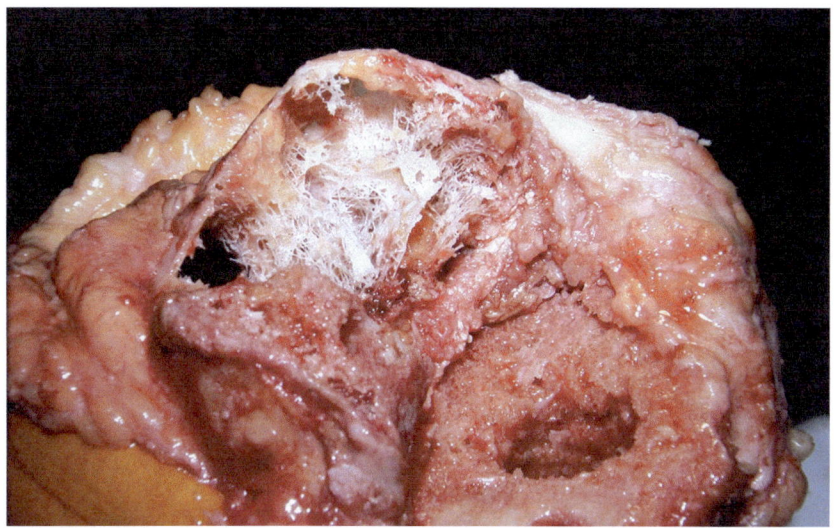

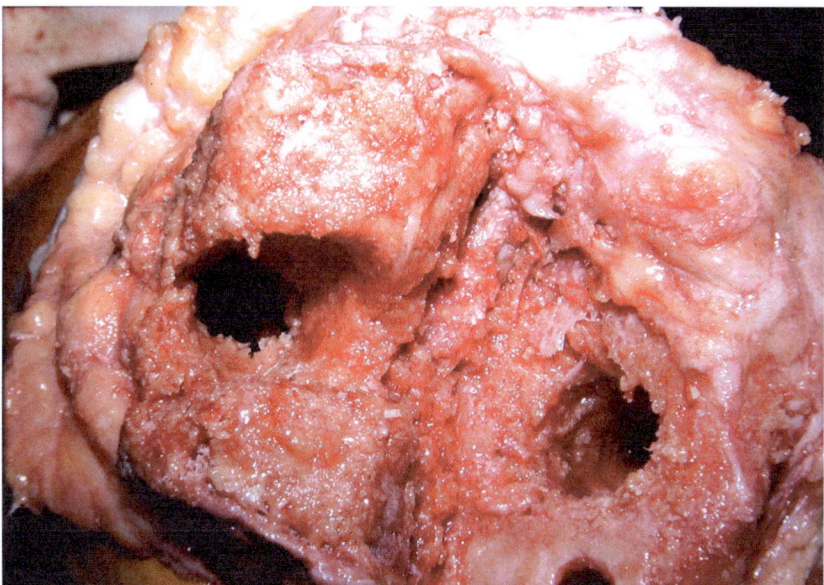

Figuur 8.3 Na het verwijderen van de prothese blijkt dat het onderliggende bot duidelijk aangetast is met erosie en caviteiten ter hoogte van de resectievlakken.

Met gemalen bot uit de botbank worden de caviteiten opgevuld, waarna een gecementeerde revisie-implantatie wordt verricht. Daar waar het eerste type een prothese betrof met behoud van de achterste kruisband, wordt bij deze revisie de achterste kruisband ook gereseceerd en wordt een posterieur gestabiliseerde prothese ingebracht.

8.5 Follow-up

Het postoperatieve verloop is zonder complicaties en de patiënte kan na tien dagen het ziekenhuis verlaten. Zij loopt dan met één stok. Bij controle na drie maanden loopt zij zonder stok en heeft zij nauwelijks pijn. De knie is nog wel matig gezwollen, hetgeen nog wel een half jaar zo kan blijven.

De patiënte kan haar knie volledig strekken en 105 graden buigen.

Addendum: revisie van de totale knieprothese

Patty Joldersma

Samenvatting

Nu er steeds meer totale knieprothesen worden geïmplanteerd, neemt ook het aantal revisieoperaties toe. Een revisieoperatie is lastiger en riskanter dan een primaire operatie. In dit hoofdstuk wordt uitgelegd wanneer een revisieoperatie nodig is, wat de problemen zijn die men tijdens zo'n operatie tegenkomt en wat de consequenties zijn voor het type prothese dat men hiervoor kiest.

9.1 Inleiding – 62

9.2 De operatie – 63

9.3 Infectie – 64

Literatuur – 66

© Bohn Stafleu van Loghum, onderdeel van Springer Media BV 2016
K. van Nugteren, D. Winkel (Red.), *Kunstgewrichten: knie en enkel*, Orthopedische Casuïstiek,
DOI 10.1007/978-90-368-1282-5_9

9.1 Inleiding

Wereldwijd worden er steeds meer totale knieprotheseoperaties uitgevoerd. Vanwege de toename van het aantal primaire TKP-operaties de komende jaren, zal het aantal revisieoperaties ook stijgen. Een revisieoperatie geeft minder succesvolle uitkomsten, brengt een groter risico op complicaties met zich mee en is duurder dan een eerste (primaire) knieprotheseoperatie [1].

Een totale knieprothese leidt in veel gevallen bij patiënten met invaliderende knieartrose tot een significante verbetering van de kwaliteit van leven met een succespercentage van 80 tot 85 % [2]. Twintig procent van de patiënten met een totale knieprothese krijgt echter te maken met aanhoudende pijn na de operatie. Van deze groep patiënten blijkt circa 60 % binnen vijf jaar een revisieoperatie te ondergaan [2].

Wanneer is revisie nodig?

Redenen om over te gaan tot een revisieoperatie zijn: een infectie, instabiliteit, malalignment (een niet optimale plaatsing van de prothese ofwel een afwijkende stand van een of meer protheseonderdelen), aanhoudende kniepijn, loslating, slijtage of fracturen van de prothese of het omringende bot. Bij aanhoudende pijn moet er eerst een duidelijke oorzaak te vinden zijn voor de pijn vooraleer wordt overgegaan tot een revisieoperatie. Is die oorzaak niet bekend, dan is de kans op falen van de nieuwe prothese groot [2].

Een revisie kan ook noodzakelijk zijn omdat de prothese 'op' is: de maximale levensduur van de prothese is dan bereikt. Zowel een totale als unicompartimentele knieprothese kan worden gereviseerd. Gemiddeld gaat een totale knieprothese zo'n vijftien tot twintig jaar mee, afhankelijk van de mate waarin de prothese wordt belast door fysieke activiteit en overgewicht. Ook het type prothese en de gebruikte materialen zijn van invloed. Zo is het tegenwoordig gebruikte polyethyleen beter van kwaliteit dan het polyethyleen van twintig jaar geleden.

Leeftijd

Een belangrijke factor bij het vervangen van de knieprothese is de leeftijd van de patiënt: hoe jonger de patiënt, hoe groter de kans op een toekomstige revisie. Dat komt ten eerste doordat jongeren vaker dan ouderen de maximale levensduur van een totale knieprothese bereiken en ten tweede doordat jongeren hogere eisen stellen aan hun prothese en een hoger activiteitenniveau hebben (sport-, werkbelasting en dergelijke).

Redenen voor revisie

Sadoghi et al. [3] hebben een analyse gemaakt van complicaties die voorkomen na een totale knie-, heup- of enkelartroplastiek. De auteurs hebben hiervoor wereldwijde registers voor artroplastieken gebruikt. Redenen voor revisieoperaties van de onderste extremiteit waren: een aseptische loslating (29,8 %), septische loslating (14,8 %), pijn zonder andere oorzaak (9,5 %), slijtage (8,2 %), instabiliteit (6,2 %), een fractuur van de prothese (4,7 %), een technische fout (4,6 %) en een periprothetische fractuur (3 %) [3]. Deze studie wijst uit dat de twee meest voorkomende redenen om een knieprothese te reviseren, buiten de infectieproblemen, een aseptische loslating en pijn zonder duidelijke oorzaak zijn. De aseptische loslating is normaliter een late complicatie bij een standaard totale knieprothese, terwijl pijn een typische vroegoptredende complicatie is [3].

Een knieprothese kan theoretisch meerdere keren worden vervangen. Omdat er bij iedere revisie botverlies optreedt, gaat een volgende revisie gepaard met een afname van het klinische resultaat en een grotere kans op complicaties. Daarnaast wordt de operatie er technisch niet eenvoudiger op.

Meerdere revisies

9.2 De operatie

Bij een revisieoperatie gaat het om een technisch lastig uit te voeren operatie. Een revisieoperatie is niet zomaar een herhaling van de primaire knieprothese [4], het is een complexe ingreep en gaat gepaard met een slechter resultaat en een verhoogd risico op complicaties. Dit heeft onder andere te maken met het opgetreden botverlies en de grotere kans op infectie van de prothese.

Bij een revisieoperatie wordt de oude prothese verwijderd en het cement weggehaald (▶H. 8). Van belang bij deze operatie is onder andere dat na het verwijderen van de prothese alle cement weggehaald wordt, zodat de volgende prothese goed kan ingroeien. Meestal wordt het cement met beitels, haken of tangen verwijderd. Soms is het nodig een botluik in de femur te zagen, de zogenaamde Wagner-osteotomie, om al het cement uit het kanaal in de femur te verwijderen. Achterblijvend cement kan leiden tot een verkeerde plaatsing van de prothese, met vroegtijdige loslating tot gevolg.

Na het verwijderen van de oude prothese en de cementresten wordt de knie uitgebreid gespoeld.

Omdat de prothese losgemaakt moet worden van het bot, is er bij een revisieoperatie altijd sprake van botverlies. Vanwege dit botverlies dient er meestal een ander soort prothese te worden teruggeplaatst. Het soort prothese dat geplaatst wordt, is onder andere afhankelijk van de resterende stabiliteit van de knie.

De stabiliteit van de knie na het plaatsen van de nieuwe prothese is erg belangrijk om complicaties, zoals loslating of fracturen van de prothese, te voorkomen. Bij een instabiele knie of een knie met ernstig botverlies van de metafyse wordt bij een revisieoperatie vaak een constrained prothese geplaatst (fig. 9.1). Hierbij bestaat er een scharnierverbinding tussen de femurcomponent en de tibiacomponent van de prothese. Beide componenten bevatten doorgaans een steel om een goede fixatie te garanderen. Dit type prothese wordt gebruikt als de gewrichtsbanden van het kniegewricht verloren gegaan zijn. De stabiliteit moet dus op een andere manier tot stand gebracht worden.

In minder ernstige gevallen van stabiliteitsverlies wordt een semi-constrained prothese geplaatst of – bij stabiele knieën – een non-constrained prothese (fig. 9.2).

Uit de huidige literatuur valt niet af te leiden wat de beste fixatiemethode voor de prothesecomponenten is: gecementeerd, hybride (deels gecementeerd) of ongecementeerd [5]. Belangrijk gegeven voor het plaatsen van de nieuwe prothese is dat er voldoende bot van de femurcondylen blijft bestaan.

Omdat de resultaten van een revisie, vooral op lange termijn, minder zijn dan die van een primaire knieprothese, wordt een revisieoperatie alleen uitgevoerd als men een duidelijke klachtenvermindering van de operatie verwacht. Een uitzondering hierop vormt de revisie van een unicondylaire hemiprothese omdat het risico op een eventueel nieuwe revisie gelijk is aan die van een primaire totale knieprothese [6].

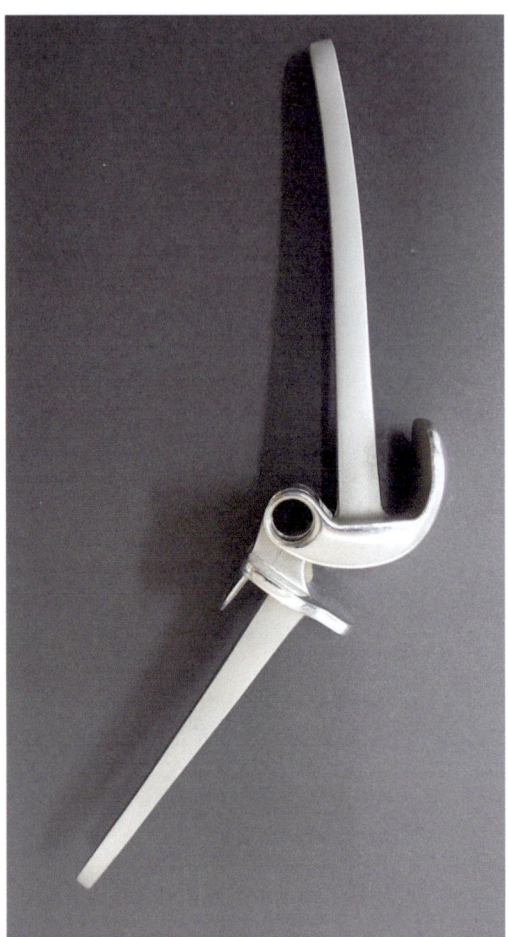

Figuur 9.1 Een constrained prothese (scharnierprothese).

9.3 Infectie

Onafhankelijk van het type knieprothese kan een revisie worden uitgevoerd. Als er geen sprake is van een infectie, kunnen alle componenten van de knieprothese in één keer worden vervangen door nieuwe onderdelen.

Is er wel sprake van een infectie, dan moet eerst de infectie goed worden aangepakt. Voorafgaand aan de operatie worden er biopten genomen van de structuren rondom de prothese. Deze worden onderzocht op infecties of andere afwijkingen.

Als de prothese geïnfecteerd is, wordt de *two-stage* revisie geopteerd. Dit is een revisie van de prothese in twee stappen [6, 7].

De eerste stap bestaat uit het verwijderen van de geïnfecteerde prothesedelen, samen met het eventueel aanwezige botcement. Er wordt tijdelijk een antibioticum achtergelaten in de knie, meestal in de vorm van een kralenketting. Afhankelijk van de genezing van de infectie kan een tijdelijke prothese (*spacer*) geplaatst worden. Er wordt dan gewacht met het plaatsen van de nieuwe prothese tot alle tekenen van infectie volledig zijn verdwenen. Het herstelproces kan weken tot

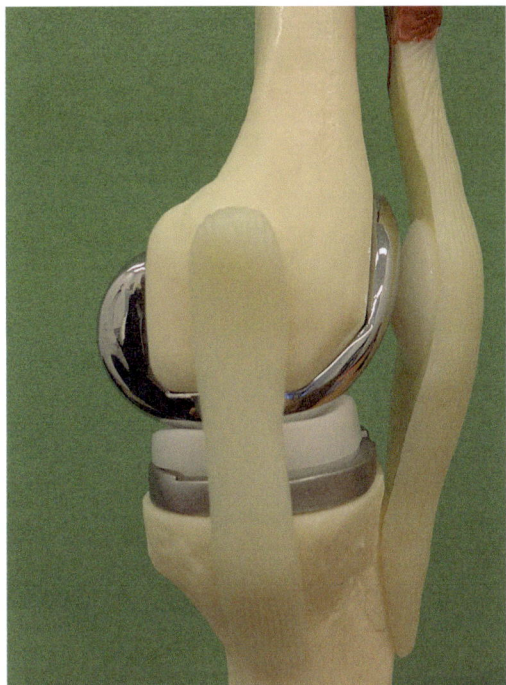

Figuur 9.2 Model van een knie met een non-constrained prothese.

maanden duren. In deze periode kan het been meestal in rechte stand met behulp van een spalk of koker gedeeltelijk worden belast [6].

In de tweede fase, wanneer de infectie adequaat behandeld is, wordt een nieuwe prothese geplaatst. Bij een *two-stage* revisie krijgt de patiënt de re-implantatie dus pas enkele weken tot maanden nadat de prothese verwijderd is. Een recente, systematische review laat een gemiddeld succespercentage van 90 zien na een *two-stage* revisie vanwege een infectie van de knieprothese [8].

Ook worden betere resultaten gemeld van een *two-stage* procedure dan een *one-stage* revisie bij een geïnfecteerde knieprothese [8]. Bij deze laatste procedure wordt in één keer de prothese vervangen onder bescherming van een langdurig werkend antibioticum.

Bij een infectie die langer dan twee maanden bestaat, heeft het weinig zin te trachten de prothese te behouden. In dit geval dient er te worden overgegaan op een *two-stage* revisie [9]. Het herhaaldelijk opnieuw spoelen van de knieprothese leidt tot een slechtere prognose. De kans op een herhaalde infectie van de prothese blijkt zelfs groter te zijn als men de knie eerst veelvuldige schoonmaakt dan wanneer men direct overgaat tot een *two-stage* revisie [9].

Een bacteriële infectie van een prothese is lastig te behandelen, aangezien de bacteriën moeilijk te verwijderen zijn van de prothese. Dit komt doordat er een zogenaamde biofilm gevormd wordt: een laag op het protheseoppervlak die bestaat uit eiwitten zonder bloedvaten en die gevormd wordt door elk bacterietype. Deze laag is slecht doordringbaar voor antibiotica en vormt zich snel (binnen 24 uur) na besmetting. Dit is de reden dat een prothese-infectie zich anders gedraagt dan een infectie elders in het lichaam.

Langdurige infectie

Biofilm

Artrodese

Bij hardnekkige infecties van de knieprothese door bijvoorbeeld resistente bacteriën wordt na het falen van een *two-stage* procedure ervoor gekozen de knie operatief vast te zetten (knieartrodese) [7]. De prothese wordt dan verwijderd en femur en tibia worden gefuseerd.

Risicofactoren

In het algemeen leiden revisieoperaties van de knieprothese tot een duidelijke klachtenvermindering en functieverbetering. Hardeman et al. [10] hebben zowel gunstige als ongunstige factoren in kaart gebracht die van invloed zijn op de resultaten na de revisie van een totale knieprothese.

De slechtste resultaten van revisieoperaties van de knie werden gevonden bij vroegtijdige revisies (minder dan twee jaar na de eerste knieprotheseoperatie) bij jonge patiënten. Jongere patiënten zijn duidelijk slechter af na een revisie van een totale knieprotheseoperatie dan oudere patiënten [1, 10].

Andere slechte predisponerende factoren voor een revisieoperatie van de knie zijn een eerder doorgemaakte infectie of artrofibrose.[1] Duidelijk betere resultaten werden gevonden bij partiële revisies en revisies van de knie bij oudere patiënten.

Redenen voor vroegtijdige revisies waren vooral een infectie en instabiliteit, terwijl late revisies met name vanwege polyethyleenslijtage en loslating van de prothese werden uitgevoerd. De levensduur van late revisieprothesen was duidelijk beter dan die van vroegtijdige revisies [10].

Literatuur

1. Stambough JB, Clohisy JC, Barrack RL, Nunley RM, Keeney JA. Increased risk of failure following revision total knee, replacement in patients aged 55 years and younger. Bone Jt J. 2014;96-B(12):1657–62.
2. Djahani O, Rainer S, Pietsch M, Hofmann S. Systematic analysis of painful total knee prosthesis, a diagnostic algorithm. Arch Bone Jt Surg. 2013;1(2):48–52.
3. Sadoghi P, Liebensteiner M, Agreiter M, Leithner A, Böhler N, Labek G. Revision surgery after total joint arthroplasty: a complication-based analysis using worldwide arthroplasty registers. J Arthroplast. 2013;28(8):1329–32.
4. Riaz S, Umar M. Revision knee arthroplasty. J Pak Med Assoc. 2006;56(10):456–60.
5. Beckmann J, Lüring C, Springorum R, Köck FX, Grifka J, Tingart M. Fixation of revision TKA: a review of the literature. Knee Surg Sports Traumatol Arthrosc. 2011;19(6):872–9.
6. Marting L. De revisie operatie van de knie. Physios. 2010; bijlage I.
7. Wu CH, Gray CF, Lee GC. Arthrodesis should be strongly considered after failed two-stage reimplantation TKA. Clin Orthop Relat Res. 2014;472(11):3295–304.
8. Parvizi J, Cavanaugh PK, Diaz-Ledezma C. Periprosthetic knee infection: ten strategies that work. Knee Surg Relat Res. 2013;25(4):155–64.
9. Goosen JHM, Hellemondt GG van. Protocol Dutch Infection Network versie 1.1 juni 2013.
10. Hardeman F, Londers J, Favril A, Witvrouw E, Bellemans J, Victor J. Predisposing factors which are relevant for the clinical outcome after revision total knee arthroplasty. Knee Surg Sports Traumatol Arthrosc. 2012;20(6):1049–56.

---

1 Artrofibrose: bewegingsbeperking van een gewricht door littekenvorming.

Complicaties na implantatie van een rechtszijdige totale knieprothese bij een 72-jarige man

Koos van Nugteren en Niels van Lier

Samenvatting

Een 72-jarige man met een linkszijdige totale knieprothese krijgt pijn aan zijn nog niet geopereerde rechterknie. Ook deze knie moet worden geopereerd. Hij verwacht dat de revalidatie even voorspoedig zal verlopen als de revalidatie na de eerste totale knieoperatie. Maar dat verloopt anders...

10.1   Inspectie en algemene palpatie – 68

10.2   Functieonderzoek – 68

10.3   Interpretatie – 69

10.4   Therapie – 69

10.5   Follow-up – 69

10.6   Bespreking – 69

© Bohn Stafleu van Loghum, onderdeel van Springer Media BV 2016
K. van Nugteren, D. Winkel (Red.), *Kunstgewrichten: knie en enkel*, Orthopedische Casuïstiek,
DOI 10.1007/978-90-368-1282-5_10

> Geleidelijk ontstond rechtszijdige kniepijn bij een toen nog 69-jarige man. Eerst kreeg hij pijn als hij had getennist. Later ontstond ook pijn en stijfheid in de vroege ochtenduren. Na verloop van tijd bemerkte hij dat de knie dikker werd en niet meer volledig kon buigen. Hij herkende de symptomen maar al te goed: vijf jaar eerder, op 64-jarige leeftijd, was hij geopereerd aan zijn andere (linker)knie wegens artrose. Het zag ernaar uit dat nu de rechterknie aan de beurt was.

In de loop van enkele jaren namen de symptomen toe. Toen het door de pijn niet meer mogelijk was te tennissen, besloot hij een orthopeed te raadplegen. Deze liet een röntgenfoto maken. De foto bevestigde de diagnose artrose. De orthopeed adviseerde de nu 72-jarige patiënt om opnieuw een totale knieoperatie te ondergaan.

De operatie
De operatie verliep zonder complicaties. De patiënt kon al na twee dagen naar huis en werd verder begeleid door de fysiotherapeut in zijn woonplaats.

Na een week
De tweede week postoperatief ontstond diffuse pijn rondom het kniegewricht. De patiënt kon de knie echter volledig belasten. Toen na twee weken de hechtingen werden verwijderd, had de patiënt veel pijn. De knie was ook opvallend dik en rood. Er volgde aanvullend onderzoek naar de oorzaak. Conclusie: er was sprake van een bacteriële infectie. De patiënt kreeg direct een infuus met antibiotica.

Zes weken postoperatief
Gedurende vier weken kreeg de patiënt antibiotica toegediend. Pas toen was de bacterie verdwenen. Zes weken postoperatief hervatte de fysiotherapeut de revalidatie.

Vier maanden postoperatief
Vier maanden na de operatie had de patiënt een controleafspraak met de orthopeed. Deze constateerde een goede vooruitgang. Alleen de mate van flexie was nog onvoldoende.

Een half jaar postoperatief
Een half jaar na de operatie had de patiënt opnieuw een controleafspraak. Ook nu was de situatie zeer bevredigend. De patiënt kreeg toestemming om weer te gaan tennissen (dubbelspel). De fysiotherapeutische behandelingen werden stopgezet.

Een jaar postoperatief
Een jaar na de operatie ontstaat om onduidelijke redenen hevige pijn aan de rechterknie.

- **Status praesens**

De patiënt heeft kniepijn in rust die toeneemt als hij de knie belast. De patiënt voelt zich niet gezond. Hij is in enkele weken tijd bijna zeven kilo afgevallen.

10.1 Inspectie en algemene palpatie

De knie is rood, gezwollen en warm.

10.2 Functieonderzoek

De mobiliteit is sterk beperkt, zowel in flexie- als in extensierichting.

10.3 Interpretatie

Alle verschijnselen van ontsteking (inflammatie of infectie) zijn aanwezig: rubor, dolor, calor en tumor. De kans bestaat dat de ontsteking opnieuw wordt veroorzaakt door een bacterie. In dat geval is dus weer sprake van infectie. Dit vermoeden wordt versterkt door het feit dat de patiënt zich niet gezond voelt en sterk is afgevallen. Nader onderzoek toont aan dat er inderdaad weer sprake is van een bacteriële infectie. Het betreft de *Staphylococcus aureus*. Men vermoedt dat de patiënt deze infectie heeft opgelopen ten gevolge van een andere infectie elders in het lichaam (*zie kader*).

> **Staphylococcus aureus**
> De *Staphylococcus aureus* komt veel voor bij mens en dier en kan in allerlei weefsels infectie veroorzaken. Voorbeelden zijn: huidinfecties (krentenbaard), voedselvergiftigingen, steenpuisten, ontstoken nagelriemen, borstontsteking, endocarditis, abcessen, longontsteking en gewrichtsontstekingen.

Diagnose

Bacteriële infectie met *Staphylococcus aureus*

10.4 Therapie

De patiënt wordt geopereerd, waarbij de plastic bearing wordt vervangen. Het gewricht wordt gespoeld en de patiënt krijgt een infuus met antibiotica. Na drie dagen wordt de knie nogmaals gespoeld.

10.5 Follow-up

Na vier weken is de bacterie verdwenen en zijn de bloedwaarden weer normaal. De patiënt krijgt behandelingen fysiotherapie om de mobiliteit, spierkracht, coördinatie en functionele activiteiten te normaliseren.

Vier weken postoperatief

Na een maand oefenen gaat het weer tamelijk goed met de patiënt. Hij hoopt binnenkort weer te kunnen gaan tennissen.

Acht weken postoperatief

Verdere follow-up ontbreekt.

10.6 Bespreking

Na een totale knieoperatie bestaat altijd een kleine kans op infectie. De bacterie kan binnendringen tijdens de operatie, of in een later stadium ten gevolge van een infectie elders in het lichaam, bijvoorbeeld een keelontsteking of een infectie door een tandextractie. Als de bacterie tijdens de operatie binnendringt, spreekt men van een *vroege* infectie. Deze infectie manifesteert zich gewoonlijk al binnen enkele weken na de operatie. Als de bacterie in een later stadium naar de knie 'verhuist' vanuit een andere plaats in het lichaam, spreekt men van een *late* infectie. De patient van deze casus kreeg te maken met beide vormen. Spoelen van het gewricht en vervanging van de polyethyleen bearing bleek in dit geval voldoende om de bacterie afdoende te bestrijden. Als een infectie echter langer dan twee maanden voortduurt, is het beter de gehele prothese te verwijderen en – nadat de bacterie is verdwenen – een nieuwe prothese te plaatsen (zie ▶ par. 9.3).

> **Preventie**
> Aangezien er na een totale knieoperatie altijd een licht verhoogd risico op infectie blijft bestaan, verdient het aanbeveling om voorafgaand aan kleine operatieve ingrepen zoals tandextracties de behandelend arts te melden dat in het verleden een knieprothese is geplaatst. Soms is het verstandig om antibiotica voor te schrijven ter preventie van een infectie.

Het volgend hoofdstuk beschrijft verschillende complicaties die kunnen voorkomen na het plaatsen van een totale knieprothese.

Addendum: postoperatieve complicaties

Patty Joldersma

Samenvatting

Zoals elke operatie brengt ook de knieprotheseoperatie risico's op complicaties met zich mee. Dit hoofdstuk geeft een overzicht van de meest voorkomende complicaties na een totale knieoperatie. Er wordt beschreven hoe complicaties herkend kunnen worden, wat de behandeling is en wat voor maatregelen genomen kunnen worden om complicaties te voorkomen.

11.1 Inleiding – 73

11.2 Diepveneuze trombose – 73

11.3 Longembolie – 73

11.4 Zenuwletsel – 73

11.5 Loslating van de prothese – 74

11.6 Infectie – 75

11.7 Slijtage van de prothese – 77

11.8 Malalignment – 77

11.9 Fractuur – 77

11.10 Luxatie van de prothese – 78

© Bohn Stafleu van Loghum, onderdeel van Springer Media BV 2016
K. van Nugteren, D. Winkel (Red.), *Kunstgewrichten: knie en enkel*, Orthopedische Casuïstiek,
DOI 10.1007/978-90-368-1282-5_11

11.11 Patellofemorale klachten – 79

11.12 Flexiecontractuur – 79

11.13 Persisterende postoperatieve pijn – 79

Literatuur – 81

11.1 Inleiding

Zoals elke operatie brengt ook de knieprothese operatie risico's op complicaties met zich mee. Van belang is dat de chirurg de patiënt van te voren duidelijk wijst op deze mogelijk optredende postoperatieve complicaties. Eén van de risicofactoren op het krijgen van peri- en postoperatieve complicaties is roken. Dit geldt zowel voor de totale knieoperatie als voor de totale heupoperatie [1].

Hierna volgen de meest voorkomende complicaties die kunnen optreden na een knieprothese operatie.

11.2 Diepveneuze trombose

Diepveneuze trombose[1] kan een ernstige en fatale vroegtijdige complicatie zijn na een knieprotheseoperatie. Het komt in 0,63 % van de gevallen voor [2]. Het risico op diepveneuze trombose is het grootst in de eerste week na de operatie [3]. Antistollingsmiddelen zoals heparine worden gebruikt om het risico op trombose te verminderen [3, 4].

Het is tot nu toe niet wetenschappelijk bewezen dat vroegtijdige mobilisatie van de knie met een *continuous passive motion* (CPM, bijlage III) de kans op een trombus en embolie na een totale knieartroplastiek verkleint [3].

11.3 Longembolie

Het risico op een longembolie na een totale knieprotheseoperatie ligt lager dan dat van de diepveneuze trombose, namelijk op 0,27 % [2].

11.4 Zenuwletsel

Een letsel van de nervus peroneus komt in 0,3 tot 4 % van de gevallen voor na een totale knieprotheseoperatie [5]. Het letsel kan ontstaan als gevolg van directe tractie van de zenuw, tractie van de omringende weefsels resulterend in vasculaire problemen van de zenuw, directe compressie op de zenuw of een combinatie van deze factoren [5, 6]. Een dergelijk zenuwtrauma kan worden veroorzaakt door:

- een postoperatieve epidurale anesthesie (ruggenprik ter bestrijding van de postoperatieve pijn);
- een preoperatieve valgusdeformiteit (x-been) en/of flexiecontractuur van de knie;
- een al eerder doorgemaakte lumbale laminectomie;
- het gebruik van een tourniquet[2] (door een te hoge druk) [5, 7].

Nervus peroneus

---

1 Meer informatie over diepveneuze trombose is te vinden in een eerder verschenen boek uit de serie Orthopedische Casuïstiek: Onderzoek en behandeling van spieraandoeningen en kuitpijn, hoofdstuk 8.
2 Een tourniquet is een koordachtig instrument waarmee vaten in een lichaamsdeel kunnen worden afgesnoerd.

In studies waarin de preoperatieve valgusdeformiteit leidde tot een nervus peroneusverlamming varieerde de gemiddelde valgushoek van 18 tot 23,3 graden. Het corrigeren van de deformiteit kan rek geven op de zenuw. Voor wat de preoperatieve flexiecontractuur betreft, varieerden in de studies de gemiddelde contracturen van 15,5 tot 22 graden [7].

Uitval

Motorisch kan bij een nervus peroneusletsel zwakte of uitval van de dorsaalflexoren ontstaan met als gevolg een klapvoet.

Sensorisch kan sprake zijn van doofheid en/of tintelingen aan de laterale zijde van het onderbeen, op de voetrug en van de huid tussen de eerste en tweede teen (◘ fig. 11.1).

11.5 Loslating van de prothese

Het loslaten van de knieprothese is een risico dat kan optreden na een knieartroplastiek. De prothese moet zowel tegen compressie-, tractie- als rotatiekrachten bestand zijn. Als dit niet het geval is, kan de prothese op den duur loslaten. Dit kan gepaard gaan met veel pijn, met name bij het belasten van de knie.

> **Incidentie**
> Uit een wereldwijde analyse van complicaties na een knieartroplastiek blijkt dat de aseptische (29,8 %) en septische (ofwel infectieuze) loslating (14,8 %) de twee meest voorkomende redenen van een revisieoperatie voor de knie zijn [8]. Waar de septische loslating een vroege complicatie bij de totale knieprothese is, is de aseptische loslating een late complicatie bij deze operatie [8].

In geval van een infectie gaan zowel de tibia- als de femurcomponent loszitten. Zonder infectie komt loslating van de tibiacomponent (◘ fig. 11.2) vaker voor dan loslating van de femurcomponent [9]. Zo blijkt uit het Nederlandse register voor artroplastieken dat bij 30 % van de patiënten een loslating van de tibiacomponent en bij 15 % een loslating van de femurcomponent de reden is voor een revisieoperatie [10]. In 4 % van de gevallen was een loslating van de patellacomponent een reden voor revisie [10].

Als men een loslating van de prothese vermoedt, is aanvullend onderzoek geïndiceerd.

Wanneer de prothese van stand is veranderd, is de loslating goed zichtbaar op een röntgenfoto. Meestal zijn alleen demarcatielijnen zichtbaar en deze zijn geen bewijs voor loslating.

Op een MRI is niets zichtbaar omdat het metaal van de prothese alles zwart maakt op de opname.

Zinvol is een botscan om botactiviteit te meten. Voor het aantonen van infectie is een leukocytenscan zinvol.

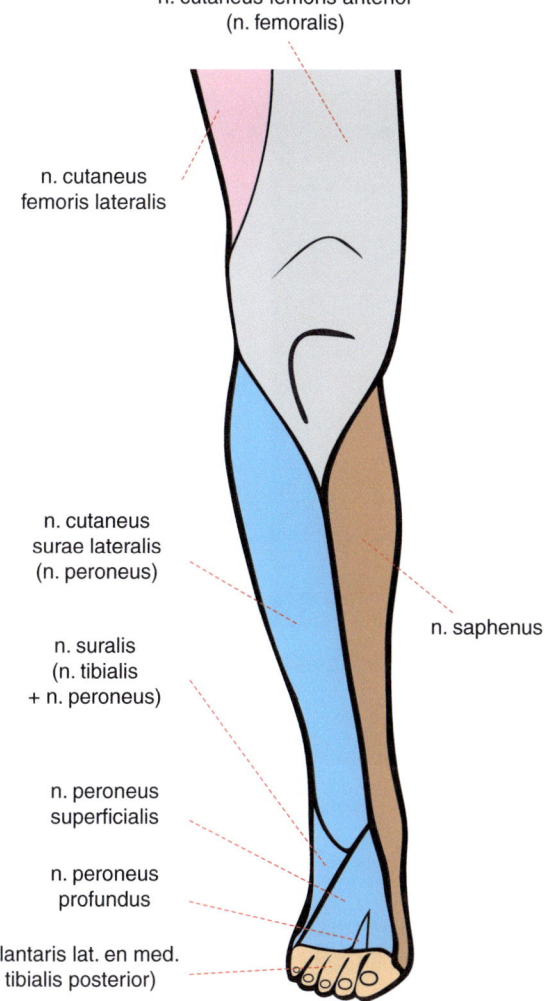

Figuur 11.1 Innervatie van de perifere huidzenuwen van het onderbeen en de dorsale zijde van de voet. De blauwe kleur toont het huidgebied dat door de verschillende takken van de n. peroneus wordt geïnnerveerd.

11.6 Infectie

Een bacteriële infectie is een van de meest vreselijke en uitdagende complicaties na een totale knieartroplastiek [11, 19]. Het is een zeldzame complicatie, die erg serieus genomen moet worden vanwege de desastreuze gevolgen die ze met zich meebrengt [16].

Omdat de bacteriën moeilijk te verwijderen zijn van de prothese is een infectie erg lastig te behandelen. Infectie kan loslating van de prothese veroorzaken door osteolyse (botverlies) en lokale botdestructie. Als de infectie niet goed bestreden wordt of men er te laat bij is, dan is een revisieoperatie van de knie noodzakelijk [12]. Risicofactoren voor een infectie na een knieartroplastiek zijn onder andere

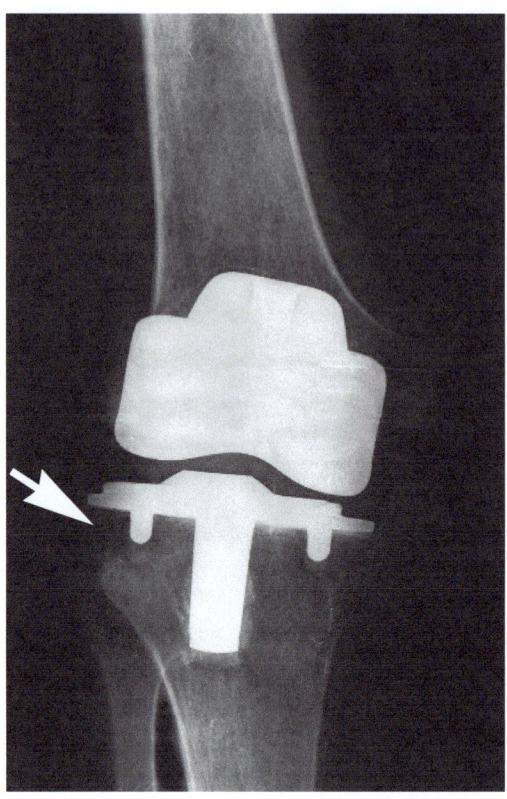

Figuur 11.2 Deze voor-achterwaartse röntgenfoto toont loslating van de tibiacomponent van de prothese (pijl).

(morbide) obesitas met een BMI > 35, diabetes mellitus [13], het mannelijke geslacht, osteonecrose, een langer verblijf in het ziekenhuis en een revisieoperatie [14, 15].

Het merendeel van de infecties treedt binnen het eerste jaar na de primaire totale heup- of knieprotheseoperatie op [19]. In de meeste gevallen gaat het hierbij om een stafylokokkeninfectie [17].

Klinische symptomen die gepaard gaan met een infectie na een totale knieprotheseoperatie zijn roodheid, warmte, zwelling, pijn en een gestoorde kniefunctie. In sommige gevallen treedt er ook algehele malaise en koorts op [17]. Opvallend is dat patiënten met reumatoïde artritis een groter risico lopen op een postoperatieve infectie na een totale knieprotheseoperatie dan patiënten met artrose [16].

Een diepe periprothetische infectie is een zeldzame complicatie, met een incidentie van 1 tot 4 % van de primaire totale knieprothesen [17]. Het is een complicatie die meestal op de korte termijn na een knieartroplastiek ontstaat en is een belangrijke reden voor het falen en de vroegtijdige revisie van de knieprothese [18, 19].

Het risico op een postoperatieve infectie is bij een revisieoperatie tien keer zo hoog (9 %) als bij een eerste, primaire totale knieprotheseoperatie (0,5 tot 1 %) [14].

Een langere operatieduur is een andere factor die het risico op een infectie vergroot: de kans op infectie neemt met 9 % toe per 15 minuten langer opereren [14].

Om het risico op diepe infecties na een knieprotheseoperatie te verkleinen zouden patiënten met een hoge BMI (>40) en/of diabetes mellitus eerst moeten afvallen en hun bloedsuikerspiegel geoptimaliseerd en onder controle moeten hebben voordat ze een knieartroplastiek ondergaan. De huisarts en internist kunnen hierin een belangrijke rol spelen [14].

Preventie

11.7 Slijtage van de prothese

In de afgelopen decennia is men continu bezig geweest met het ontwerpen van nieuwe prothesen om de mate van slijtage te verminderen en daarmee de levensduur van de knieprothese te verhogen. Doordat de prothesematerialen steeds sterker en duurzamer worden, zal de huidige knieprothese minder snel slijten.

Gebleken is dat het reduceren van de slijtage van de prothese een belangrijke factor is in het verbeteren van de langetermijnresultaten na een totale knieartroplastiek.

Slijtage is afhankelijk van diverse factoren, zoals: de materiaaleigenschappen van de prothese, het contactgebied, de dikte van de polyethyleen insert, het aantal jaren dat de prothese in de knie zit, het aantal stappen dat iemand maakt per dag en de mate van belasting. Belasting is op zich weer afhankelijk van het lichaamsgewicht en de fysieke activiteit [20].

Uit het wereldwijde register voor knieartroplastieken blijkt slijtage in 8,2 % van de gevallen de oorzaak voor het falen van een knieprothese en dus een reden voor een revisieoperatie [8]. Volgens het Nederlandse register (LROI[3]) ligt dit percentage op 13.

Als er sprake is van slijtage van een totale knieprothese, gaat het om slijtage van de polyethyleen laag die tussen de twee metalen componenten is geplaatst. Polyethyleenslijtage is een late complicatie van een knieartroplastiek [18].

11.8 Malalignment

Malalignment (>4°) blijkt een belangrijke veroorzaker te zijn van overbelasting, pijn en/of slijtage van de knieprothese [21].

11.9 Fractuur

Fracturen tijdens en na de operatie komen weinig voor. In geval van fracturen kan het gaan om een defect of breuk van het prothesemateriaal of een fractuur rondom de implantaten, een zogenaamde periprothetische fractuur. Uit wereldwijde registers blijkt het falen van een knieprothese in 4,7 % van de gevallen te liggen aan een fractuur van de prothese [8]. In 3 % van de gevallen is een periprothetische fractuur de reden van een revisieoperatie [8]. Bij een periprothetische fractuur kunnen

---

3   LROI = Landelijke Registratie Orthopedische Implantaten.

zowel de distale femur als de proximale tibia en de patella betrokken zijn [9]. De meest voorkomende periprothetische breuken na een totale knieprotheseoperatie zijn femurfracturen, die bijna altijd supracondylair zitten (0,3–2,5 %), gevolgd door patellafracturen en tibiale fracturen [25].

Na een *revisieoperatie* van een totale knieprothese worden percentages is het risico op het ontstaan van een periprothetische fractuur groter dan na een primaire operatie [22].

De verwachting is dat de incidentie en frequentie van de gecompliceerde fracturen toeneemt omdat er steeds meer totale knieprotheseoperaties worden uitgevoerd en er sprake is van een hoger activiteitenniveau van de patiënten die deze operatie ondergaan [23].

Supracondylair

De supracondylaire periprothetische fractuur ontstaat vaak binnen twee tot vier jaar na de operatie boven een goed gefixeerde femurcomponent van de prothese [9]. Meestal ontstaat deze breuk als gevolg van een laagenergetisch trauma veroorzaakt door een verdraaiing van de knie of een val op de knie en heel soms na een hoogenergetisch ongeval [24].

Patella

Patellafracturen worden veel minder vaak gezien na een totale knieprotheseoperatie en zijn gerelateerd aan reumatoïde artritis, corticosteroïdgebruik, osteonecrose en malalignment van de prothese-implantaten [24].

De meest voorkomende risicofactoren van een periprothetische fractuur van de patella na een totale knieoperatie zijn een te uitgebreide resectie van de patella, gevolgd door malalignment, een verkorte patellapees, obesitas en overmatige buiging van de knie [25].

Tibia

Een tibiafractuur bij de knieprothese wordt vaak geassocieerd met loslating van de implantaten en malalignment, of een verkeerde plaatsing van de prothesecomponenten [24].

De meeste patiënten met periprothetische fracturen rond de knie zijn oudere mensen met een slechte kwaliteit van de botten [24].

Risicofactoren van een periprothetische fractuur van de knie zijn een inflammatoire gewrichtsaandoening, langdurig corticosteroïdengebruik, leeftijd boven de 70 jaar, een slechte kwaliteit van het botweefsel, neurologische problemen en een revisieartroplastiek [25].

De periprothetische fracturen zijn een serieuze complicatie na een kniearthroplastiek. Vergeleken met andere fracturen, zijn de periprothetische fracturen een ware uitdaging voor de chirurg, maar ook voor wat de behandeling en het herstel van de patiënt betreft [24]. Slecht resterend botweefsel en de aanwezigheid van het implantaat en botcement kunnen de stabilisatie en interne fixatie van de breuk in de weg staan en zo leiden tot een nonunion of malunion [24].

11.10 Luxatie van de prothese

Waar patiënten met een heupprothese de eerste weken na de operatie zich strikt moeten houden aan bepaalde leefregels om een luxatie te voorkomen, speelt dit bij de knieprothese totaal niet. Het kniegewricht is namelijk veel stabieler door de grotere mate van congruentie van de gewrichtsoppervlakken. Een knieprothese luxeert alleen in uitzonderlijke gevallen. De incidentie van een knieluxatie na een totale knieprothese varieert van 0,15 tot 0,5 % [26].

11.11 Patellofemorale klachten

Patellofemorale complicaties komen vaak voor na het plaatsen van een totale knieprothese en zijn een belangrijke reden voor een revisieoperatie [27–29].

De incidentie van deze klachten varieert tussen de 4 en 49 %, waarschijnlijk als gevolg van de verschillen in patiëntenpopulaties, protheseontwerp of operatietechniek [29].   *Incidentie*

In veel gevallen zijn de patellofemorale klachten te relateren aan malalignment, waarbij een sporingsprobleem van de patella ontstaat met eventuele patellaire instabiliteitsklachten [27, 28]. In zo'n geval moet altijd de oorzaak van het probleem aangepakt worden. Dit kan inhouden dat een revisieoperatie noodzakelijk is [28].

11.12 Flexiecontractuur

Een flexiecontractuur (extensiebeperking) van de knie komt veel voor bij artrotische knieën, maar ook na een totale knieprotheseoperatie. Mogelijke oorzaken: preoperatieve contracturen van de knie, verschillende soorten gebruikte prothesen, maar ook het strak trekken van het posterieure kapsel in combinatie met het strak trekken van de m. biceps femoris en de mediale en laterale ligamenten tijdens de operatie [30]. Een extensietekort van de knie kan resulteren in een langzamer en afwijkend looppatroon en overbelasting van het andere been, en is geassocieerd met slechtere functionele scores en resultaten. Soms verdwijnt de beperking in de loop van de tijd, maar een aanzienlijk percentage blijft aanwezig [31].

11.13 Persisterende postoperatieve pijn

Persisterende pijn tijdens het uitvoeren van dagelijkse activiteiten en/of in rust is een belangrijke reden van ontevredenheid onder patiënten die een totale knieprotheseoperatie hebben ondergaan [32]. Ongeveer 20 % van de totale knieprothesepatiënten houdt na de operatie last van kniepijn. Van deze groep patiënten ondergaat circa 60 % binnen vijf jaar een revisieoperatie [21]. De vraag is waarom deze patiënten met een totale knieprothese pijn blijven houden na de operatie. Er zijn velerlei intra- en extra-articulaire aandoeningen die kunnen zorgen voor de blijvende pijn na een totale knieartroplastiek [33].

Predisponerende factoren voor postoperatieve pijn na een totale heup- of knieprothese zijn: het vrouwelijke geslacht, een lage sociaaleconomische status, meer preoperatieve pijn, comorbiditeit, lagerugklachten, een slechte functionele status van het gewricht en psychologische factoren zoals depressie, angst of catastroferen [34].

Factoren die gepaard gaan met meer pijn na een totale knieartroplastiek zijn: het vrouwelijke geslacht, het krijgen van een totale knieprothese op jonge leeftijd en een depressie of angststoornis [32].

Problemen rond het extensorapparaat van de knie zijn de meest voorkomende redenen van persisterende pijn en ook de meest voorkomende redenen van revisie [28, 35].

Sommige oorzaken van de postoperatieve kniepijn kan eenvoudig achterhaald worden met klinisch onderzoek en radiografie. Echter, de onverklaarbare pijnlijke knieprothesen blijven een grote uitdaging voor de chirurg. Gemiddeld genomen wordt de diagnose van deze laatste groep patiënten pas na twaalf maanden gesteld, waardoor veel patiënten teleurgesteld raken over hun prothese en zelfs psychologische klachten ontwikkelen [21].

Zowel voor de behandeling van de pijn na de prothese als voor het achterhalen van de onderliggende oorzaak ervan is een multidisciplinaire aanpak vereist. Er bestaan allerlei extrinsieke (tendinopathie, heup-, rug- of enkelproblemen, CRPS[4] enzovoort) en intrinsieke (infectie, instabiliteit, malalignment, slijtage enzovoort) oorzaken voor de pijn na een totale knieprotheseoperatie [21].

Bij het achterhalen van de oorzaak van de pijn is het onder andere belangrijk het *type* pijn te analyseren.

Vroeg optredende pijn

Oorzaken van vroegtijdige pijn na een totale knieprotheseoperatie zijn meestal een acute infectie, instabiliteit als gevolg van een onjuiste weke-delenbalans, een slechte plaatsing van de prothese en weke-delenimpingement.

Laat optredende pijn

Redenen voor een later optreden van pijn zijn loslating van de prothese, polyethyleenslijtage, ligamentaire instabiliteit, een late infectie of een stressfractuur. Zie ◻tab. 11.1 voor een differentiatie van de verschillende soorten pijn die kunnen optreden na een totale knieartroplastiek [21].

Standaard beeldvormend onderzoek ter evaluatie van een pijnlijke totale knieprothese bestaat uit een röntgenfoto van het hele 'aangedane' been, een laterale foto en een axiale patellafoto, uitgevoerd onder belasting (*weight bearing view*). Hierbij wordt onder andere gekeken naar: type prothese, *alignment* van het been, positie van de prothesecomponenten, grootte van de componenten, loslating, osteolyse, polyethyleenslijtage, asymmetrie van de gewrichtsspleet, stressfracturen, prothesefracturen, malrotatie van de femurcomponent, heterotope ossificatie[5], patellaire shift, tilt of (sub)luxatie. De röntgenfoto's worden vergeleken met de preoperatieve foto's. Zo kan ook een uitspraak worden gedaan over de gewrichtsspleten, een patella alta of baja [21].

Ongeveer 13 % van de patiënten met een totale knieprothese heeft een jaar na de operatie nog onverklaarbare pijn. De meeste van deze patiënten zijn echter pijnvrij na vijf jaar conservatieve therapie [36].

Desondanks zullen er altijd gevallen zijn waarin geen duidelijke oorzaak voor de pijn gevonden wordt [37]. Belangrijk is dat er alleen een revisieoperatie uitgevoerd wordt als er duidelijk verklaarbare redenen gevonden worden voor de pijn bij patiënten met een totale knieprothese. Anders is de kans groot dat de revisieoperatie er ook niet in slaagt de pijn weg te nemen. Er is vaak sprake van een opsomming van kleine 'foutjes' die leiden tot het niet slagen van de knieprothese. De revisieoperatie moet al deze foutjes corrigeren, omdat de kans op een tweede revisieoperatie anders groot is [21].

Als er geen duidelijke oorzaak gevonden kan worden voor de pijn, wordt conservatieve therapie van ten minste drie maanden aangeraden, bestaande uit onder andere pijnbestrijding en fysiotherapie. Persisterende pijn na een totale kniepro-

---

4   CRPS: complex regionaal pijnsyndroom. Dit werd voorheen ook wel posttraumatische (of Südeckse) dystrofie genoemd.
5   Heterotope ossificaties: botvorming op een abnormale plaats.

▣ **Tabel 11.1** Verschillende soorten pijn die kunnen optreden na een totale knieartroplastiek (naar Bonnin et al. [31]).

type pijn	mogelijke oorzaak
nachtelijke pijn en pijn in rust	infectie, neurogeen
startpijn	loslating
pijn bij belasten	mechanische oorzaak of infectie
pijn bij eindstandige extensie	anterieure weke-deleninklemming, strak achterste kapsel, posterieure osteofyten
pijn bij eindstandige flexie	posterieure weke-deleninklemming of inklemming onder de patella, te korte anterieure structuren
pijn bij trapaflopen	instabiliteit bij flexie
pijn bij trapoplopen of opstaan vanuit zit	malrotatie van de femurcomponent

theseoperatie kan namelijk ook door musculaire overbelasting of atrofie veroorzaakt worden.

Complicaties bij RA-patiënten

De meeste wetenschappelijke studies zijn gedaan naar complicaties van een totale knie- en heupprothese bij patiënten met artrose. Er is echter weinig onderzoek verricht naar complicaties van een knie- of heupprothese bij patiënten met reumatoïde artritis (RA). Om deze reden hebben Ravi et al. [16] in hun studie de complicaties van een totale knie- en heupoperatie van beide patiëntengroepen met elkaar vergeleken. Hiervoor hebben ze veertig studies geanalyseerd. De conclusie van dit onderzoek is dat RA-patiënten vergeleken met artrosepatiënten een groter risico hebben op een luxatie na een totale heupprothese en een infectie en vroegtijdige revisie na een totale knieprothese.

Literatuur

1. Singh JA. Smoking and outcomes after knee and hip arthroplasty: a systematic review. J Rheumatol. 2011;38(9):1824–34.
2. Januel JM, Chen G, Ruffieux C, Quan H, Douketis JD, Crowther MA, et al. IMECCHI Group. Symptomatic in-hospital deep vein thrombosis and pulmonary embolism following hip and knee arthroplasty among patients receiving recommended prophylaxis: a systematic review. JAMA. 2012;307(3):294–303.
3. He ML, Xiao ZM, Lei M, Li TS, Wu H, Liao J. Continuous passive motion for preventing venous thromboembolism after total knee arthroplasty. Cochrane Database Syst Rev. 2014;7:CD008207.
4. Friedman RJ. Benefits of novel oral anticoagulant agents for thromboprophylaxis after total hip or knee arthroplasty. Am Health Drug Benefits. 2012;5(2):115–22.
5. Idusuyi OB, Morrey BF. Peroneal nerve palsy after total knee arthroplasty. Assessment of predisposing and prognostic factors. J Bone Jt Surg Am. 1996;78(2):177–84.

6. Rose HA, Hood RW, Otis JC, Ranawat CS, Insall JN. Peroneal-nerve palsy following total knee arthroplasty. A review of The Hospital for Special Surgery experience. J Bone Jt Surg Am. 1982;64(3):347–51.
7. Beller J, Trockel U, Lukoschek M. Peroneal nerve palsy after total knee arthroplasty under continuous epidural anaesthesia. Orthopade. 2008;37(5):475–80.
8. Sadoghi P, Liebensteiner M, Agreiter M, Leithner A, Böhler N, Labek G. Revision surgery after total joint arthroplasty: a complication-based analysis using worldwide arthroplasty registers. J Arthroplast. 2013;28(8):1329–32.
9. McGraw P, Kumar A. Periprosthetic fractures of the femur after total knee arthroplasty. J Orthopaed Traumatol. 2010;11(3):135–41.
10. Landelijke Registratie Orthopedische Implantaten. LROI-Rapportage 2012, Meer inzicht in kwaliteit van orthopedische zorg.'s-Hertogenbosch 2013.
11. Mortazavi SMJ, Schwartzenberger J, Austin MS, Purtill JJ, Parvizi J. Revision total knee arthroplasty infection: incidence and predictors. Clin orthop relat res. 2010;468(8):2052–9.
12. Namba RS, Inacio MC, Paxton EW. Risk factors associated with deep surgical site infections after primary total knee arthroplasty: an analysis of 56,216 knees. J Bone Jt Surg Am. 2013;95:775–82.
13. Jamsen E, Nevalainen P, Eskelinen A, Huotari K, Kalliovalkama J, Moilanen T. Obesity, diabetes, and preoperative hyperglycemia as predictors of periprosthetic joint infection: a single-center analysis of 7181 primary hip and knee replacements for osteoarthritis. J Bone Jt Surg Am. 2012;94:e101.
14. Parvizi J, Cavanaugh PK, Diaz-Ledezma C. Periprosthetic knee infection: ten strategies that work. Knee Surg Relat Res. 2013;25(4):155–64.
15. Namba RS, Inacio MC, Paxton EW. Risk factors associated with deep surgical site infections after primary total knee arthroplasty: an analysis of 56,216 knees. J Bone Jt Surg Am. 2013;95:775–82.
16. Ravi B, Escott B, Shah PS, Jenkinson R, Chahal J, Bogoch E. A systematic review and meta-analysis comparing complications following total joint arthroplasty for rheumatoid arthritis versus for osteoarthritis. Arthritis Rheum. 2012;64(12):3839–49.
17. Jakobs O, Schoof B, Klatte TO, Schmidl S, Fensky F, Guenther D, et al. Fungal periprosthetic joint infection in total knee arthroplasty: a systematic review. Orthop Rev (Pavia). 2015;7(1):5623.
18. Hardeman F, Londers J, Favril A, Witvrouw E, Bellemans J, Victor J. Predisposing factors which are relevant for the clinical outcome after revision total knee arthroplasty. Knee Surg Sports Traumatol Arthrosc. 2012;20(6):1049–56.
19. Pulido L, Ghanem E, Joshi A, Purtill JJ, Parvizi J. Periprosthetic joint infection: the incidence, timing, and predisposing factors. Clin Orthop Relat Res. 2008;466(7):1710–5. ▶doi:10.1016/S0140-6736(14)61798-0.
20. Kuster MS. Exercise recommendations after total joint replacement: a review of the current literature and proposal of scientifically based guidelines. Sports Med. 2002;32(7):433–45.
21. Djahani O, Rainer S, Pietsch M, Hofmann S. Systematic analysis of painful total knee prosthesis, a diagnostic algorithm. Arch Bone Jt Surg. 2013;1(2):48–52.
22. Kim KI, Egol KA, Hozack WJ, Parvizi J. Periprosthetic fractures after total knee arthroplasties. Clin Orthop Relat Res. 2006;446:167–75.
23. Märdian S, Wichlas F, Schaser KD, Matziolis G, Füchtmeier B, Perka C, et al. Periprosthetic fractures around the knee: update on therapeutic algorithms for internal fixation and revision arthroplasty. Acta Chir Orthop Traumatol Cech. 2012;79(4):297–306.
24. Yoo JD, Kim NK. Periprosthetic fractures following total knee arthroplasty. Knee Surg Relat Res. 2015;27(1):1–9.
25. Agarwal S, Sharma RK, Jain JK. Periprosthetic fractures after total knee arthroplasty. J Orthop Surg (Hong Kong). 2014;22(1):24–9.
26. Villanueva M, Ríos-Luna A, Pereiro J, Fahandez-Saddi H, Pérez-Caballer A. Dislocation following total knee arthroplasty: A report of six cases. Indian J Orthop. 2010;44(4):438–43.
27. Russell RD, Huo MH, Jones RE. Avoiding patellar complications in total knee replacement. Bone Jt J. 2014;96-B(11 Supple A):84–6.
28. Eisenhuth SA, Saleh KJ, Cui Q, Clark CR, Brown TE. Patellofemoral instability after total knee arthroplasty. Clin Orthop Relat Res. 2006;446:149–60.

Literatuur

29 Richtlijn totale knieprothese. Nederlandse Orthopaedische vereniging. 2014.
30 Finger E, Willis FB. Dynamic splinting for knee flexion contracture following total knee arthroplasty: a case report. Cases J. 2008;1(1):421.
31 Su EP. Fixed flexion deformity and total knee arthroplasty. J Bone Jt Surg Br. 2012;94(11 Suppl A):112–5.
32 Bonnin MP, Basiglini L, Archbold HA. What are the factors of residual pain after uncomplicated TKA? Knee Surg Sports Traumatol Arthrosc. 2011;19(9):1411–7.
33 Dennis DA. Evaluation of painful total knee arthroplasty. J Arthroplast. 2004;19(4 Suppl 1):35–40.
34 Hernández C, Díaz-Heredia J, Berraquero ML, Crespo P, Loza E, Ruiz Ibán MÁ. Pre-operative predictive factors of post-operative pain in patients with hip or knee arthroplasty: a systematic review. Reumatol Clin. 2015;11(6):361–80.
35 Chalidis BE, Tsiridis E, Tragas AA, Stavrou Z, Giannoudis PV. Management of periprosthetic patellar fractures. A systematic review of literature. Injury. 2007;38(6):714–24.
36 Brander V, Gondek S, Martin E, Stulberg SD. Pain and depression influence outcome 5 years after knee replacement surgery. Clin Orthop Relat Res. 2007;464:21–6.
37 Ali A, Sundberg M, Robertsson O, Dahlberg LE, Thorstensson CA, Redlund-Johnell I, et al. Dissatisfied patients after total knee arthroplasty: a registry study involving 114 patients with 8–13 years of followup. Acta Orthop. 2014;85(3):229–33.

Toenemende kniepijn bij een 53-jarige, sportieve man vijf jaar na een totale knieprotheseoperatie

Patty Joldersma

Samenvatting

Een sportieve man heeft door sporten zo veel letsels aan de rechterknie opgelopen dat hij al op 48-jarige leeftijd een totale knieprothese geïmplanteerd krijgt. Na implantatie hoopt hij weer intensief te kunnen gaan sporten.

12.1 Inspectie en algemene palpatie – 86

12.2 Functieonderzoek – 87

12.3 Specifieke palpatie – 87

12.4 Interpretatie – 88

12.5 Aanvullend onderzoek – 89

12.6 Interpretatie – 90

12.7 Therapie – 90

12.8 Follow-up – 91

© Bohn Stafleu van Loghum, onderdeel van Springer Media BV 2016
K. van Nugteren, D. Winkel (Red.), *Kunstgewrichten: knie en enkel*, Orthopedische Casuïstiek,
DOI 10.1007/978-90-368-1282-5_12

> Deze nu 53-jarige man had in zijn jonge jaren veel gevoetbald en daarbij geregeld blessures opgelopen, vooral aan zijn rechterknie. Na een lange periode van pijn- en slotklachten werd in eerste instantie de mediale meniscus chirurgisch verwijderd. Enkele jaren later bleek ook de laterale meniscus beschadigd te zijn. Tijdens het artroscopisch verwijderen van de laterale meniscus bleek tevens de voorste kruisband te zijn gescheurd.
>
> Toch ging hij door met voetballen, maar hij zakte daarbij nogal eens door zijn knie. Na enkele jaren kreeg hij zo veel pijn, dat hij stopte met voetballen. Aangezien hij erg graag sportte, besloot hij te gaan tennissen en joggen. Dit leken in eerste instantie goede alternatieven te zijn. Acht jaar kon hij met betrekkelijk weinig klachten sporten. Daarna ontstond echter opnieuw kniepijn, die toenam bij het tennissen en joggen. Korte tijd later moest hij stoppen met alle sportactiviteiten. In toenemende mate kreeg hij ook kniepijn in het dagelijks leven. De knie werd dik en er ontstond een beperking van de buiging en strekking van de knie. Hij liep daardoor mank. De patiënt was logistiek medewerker en moest daarbij veel lopen. Toen het werken vrijwel onmogelijk werd, besloot hij een orthopeed te raadplegen.
>
> De orthopeed liet een röntgenfoto maken. De foto toonde een dusdanig artrotische knie (◘ fig. 12.1) dat een totale knieprotheseoperatie noodzakelijk was. De patiënt was toen 48 jaar. Er werd een CR-prothese gebruikt, waarbij de achterste kruisband dus intact bleef.
>
> Na implantatie van de totale knieprothese (◘ fig. 12.2) wilde de patiënt graag weer gaan sporten. De chirurg adviseerde hem echter geen schokbelastende sporten te beoefenen zoals hardlopen en voetbal. Tennis was wel toegestaan omdat hij hier al ervaring mee had.
>
> De revalidatie verliep moeizaam. De patiënt ervoer redelijk wat pijn en stijfheidsklachten van zijn knie. Ook werd de knie het eerste jaar na de operatie snel rood, warm en dik na geringe belasting. Dit werd geleidelijk aan minder, maar de zeurende pijn bleef altijd wel in lichte mate bestaan.
>
> Zodra de patiënt besloot uit te proberen of rustig joggen mogelijk was, ontstond er al snel pijn in de knie. Uiteindelijk gaf hij zijn pogingen op. Tennissen was echter geen probleem met zijn knieprothese.
>
> Vijf jaar na de knieprotheseoperatie ontstond opnieuw in toenemende mate kniepijn. Hij besloot een arts te raadplegen.

- **Status praesens**

De patiënt heeft in rust geringe kniepijn, die toeneemt bij belasten zoals lang staan, wandelen en traplopen. De pijn bevindt zich net onder de knie ter hoogte van de proximale tibia. Tijdens het wandelen en trapaflopen ervaart de patiënt naast pijn ook speling in zijn knie. Hij heeft de indruk dat er af en toe iets 'verschuift'. Bij trapoplopen voelt hij dit niet.

12.1 Inspectie en algemene palpatie

De knie is gezwollen en voelt warm aan.

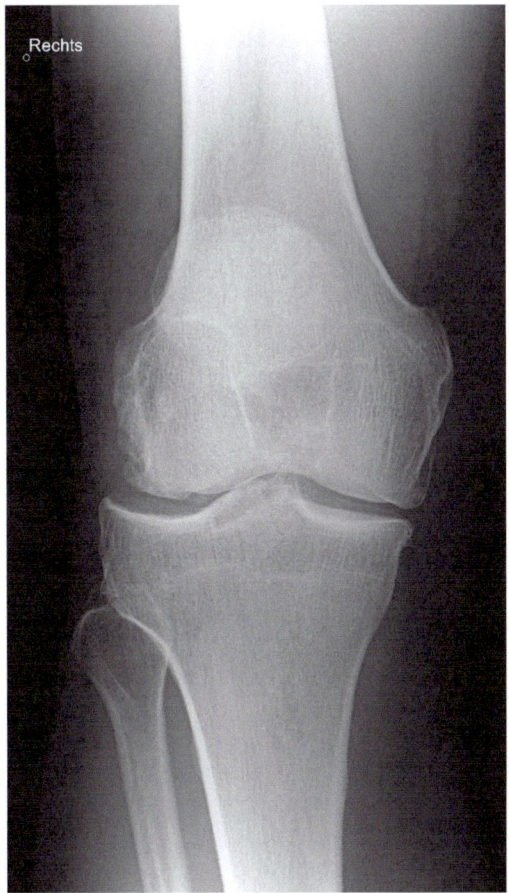

Figuur 12.1 De voor-achterwaartse röntgenfoto toonde een artrotische knie.

12.2 Functieonderzoek

- Flexie is tot 85 graden mogelijk en pijnlijk.
- Extensie is vrijwel normaal. Eindstandig is sprake van pijn.
- Er is geen krachtsverlies.

12.3 Specifieke palpatie

Er is sprake van een diffuse, pasteuze zwelling die gevoelig is bij palpatie. De gehele knie lijkt aangedaan.

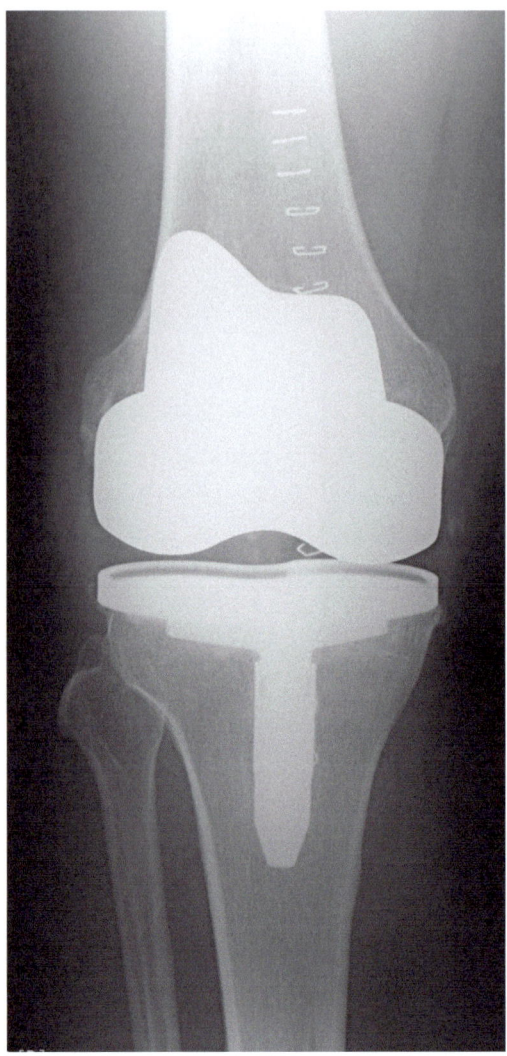

◘ **Figuur 12.2** De postoperatief gemaakte röntgenfoto toont een goede stand van de prothese.

12.4 Interpretatie

Het klinische beeld wijst op een capsulitis. De oorzaak is echter onbekend. Mogelijk is sprake van *wear disease* (polyethyleenslijtage) en/of loslating van de prothese.

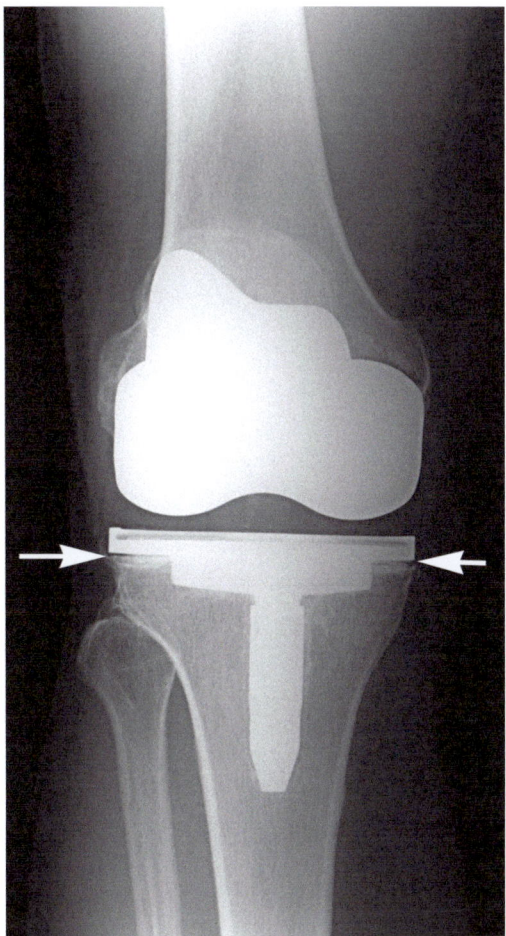

Figuur 12.3 De röntgenfoto toont een geringe demarcatielijn op het grensgebied tussen prothese en tibia.

12.5 Aanvullend onderzoek

- De röntgenfoto toont een geringe demarcatielijn op het grensgebied tussen prothese en tibia (fig. 12.3).
- De botscan toont verhoogde activiteit op het grensgebied tussen de tibiacomponent van de prothese en de tibia (fig. 12.4). Dit is een teken dat de tibiacomponent los zit.

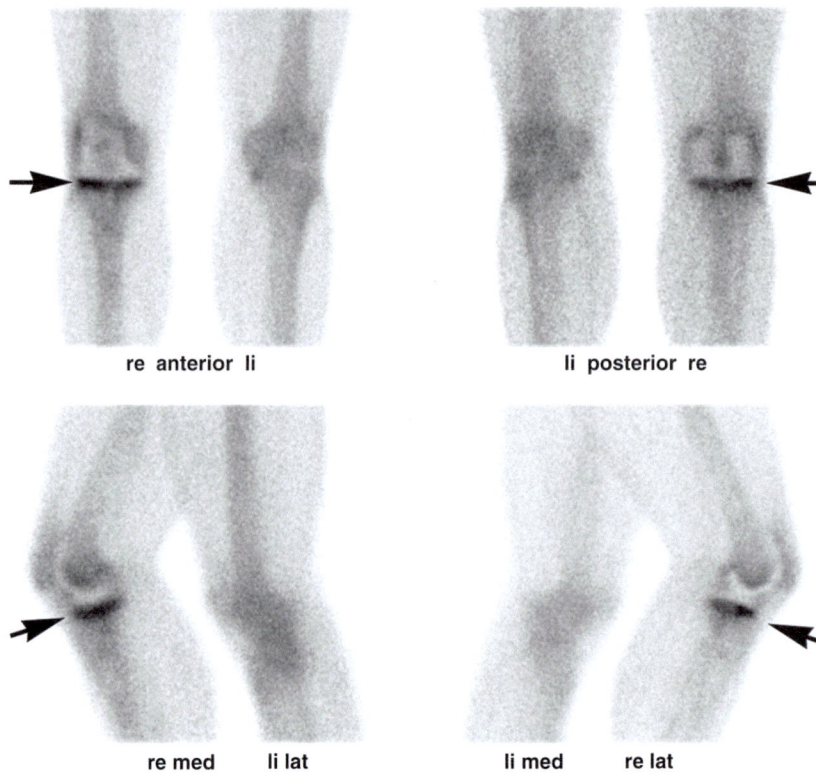

Figuur 12.4 De botscan toont verhoogde activiteit op het grensgebied tussen de tibiacomponent en de tibia.

12.6 Interpretatie

De volgende bevindingen wijzen op loslating van de prothese:
- Klinische symptomen: pijn bij belasten en instabiel gevoel.
- Een demarcatielijn op de röntgenfoto. NB: deze kan ook asymptomatisch zijn.
- Verhoogde activiteit op de botscan ter plaatse van de loslating.

Diagnose	
Loslating van de tibiacomponent van de totale knieprothese	

12.7 Therapie

Een operatie is noodzakelijk. De patiënt wordt geopereerd door een orthopedisch chirurg die gespecialiseerd is in revisieoperaties. De chirurg besluit aanvankelijk alleen de tibiacomponent te vervangen. Tijdens de operatie blijkt echter ook de femurcomponent beschadigd te zijn, evenals de inlay (de glijlaag tussen de metalen

12.8 · Follow-up

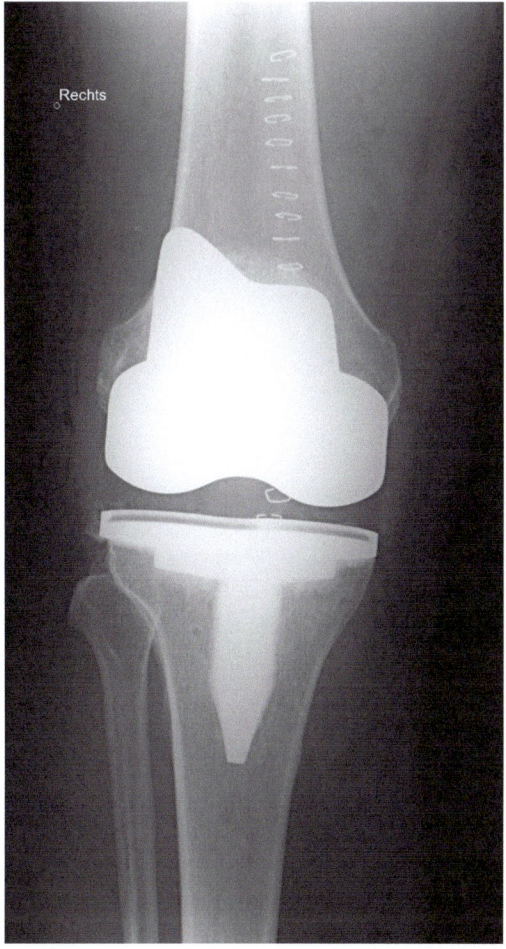

● **Figuur 12.5** Postoperatieve röntgenfoto van de revisieprothese.

delen van de prothese). Doordat er weinig botverlies is opgetreden en de prothese fraai kon worden verwijderd, zijn er weer primaire componenten geplaatst (●fig. 12.5). Nu is echter de achterste kruisband verloren gegaan. Daarom wordt een *conforming plus inlay* gebruikt. Deze heeft voor en achter opstaande randen om de schuifbewegingen te verminderen.

12.8 Follow-up

De patiënt heeft postoperatief vrijwel geen pijn meer. Het instabiele gevoel is direct weg en de knie kan veel verder buigen dan voorheen het geval was.

De revalidatie verloopt voorspoedig. De patiënt gaat na twee maanden weer aan het werk en hoopt binnenkort weer te gaan tennissen.

Het addendum volgend op dit hoofdstuk gaat dieper in op de vraag of het riskant is om te werken en te sporten met een totale knieprothese.

Addendum: werken en sporten na een totale knieprothese

Patty Joldersma

Samenvatting

Aangezien de kwaliteit van knieprothesen steeds verder toeneemt, is men ook geneigd om ze te plaatsen bij steeds jongere patiënten. Dit heeft als consequentie dat de prothese niet alleen langer mee moet gaan, maar ook grotere krachten te verwerken krijgt. Relatief jonge patiënten beoefenen vaak nog een beroep en willen daarbij ook nog sporten. De vraag is of de prothese deze relatief hoge belasting aankan en of dit geen consequenties heeft voor de levensduur ervan. Dit addendum probeert hier meer duidelijkheid in te geven.

13.1 Inleiding – 94

13.2 Werken na een totale knieprothese – 94
13.2.1 Aanbevolen termijn van werkhervatting – 94
13.2.2 Beroepen – 95
13.2.3 Gunstige factoren voor werkhervatting – 95

13.3 Sporten na een totale knieprothese – 95
13.3.1 Factoren die van belang zijn voor sporthervatting – 96
13.3.2 Risico's van sporten – 96
13.3.3 Wel of niet sporten? – 96
13.3.4 Aanbevelingen – 97

Literatuur – 98

© Bohn Stafleu van Loghum, onderdeel van Springer Media BV 2016
K. van Nugteren, D. Winkel (Red.), *Kunstgewrichten: knie en enkel*, Orthopedische Casuïstiek,
DOI 10.1007/978-90-368-1282-5_13

13.1 Inleiding

Mede door de ontwikkeling en verbetering van de totale knieprothese komen mensen op steeds jongere leeftijd in aanmerking voor een nieuwe knie. In eerste instantie was de plaatsing van een totale knieprothese, met name bij de ouderen, gericht op pijnvermindering. Tegenwoordig wordt een totale knieprothese steeds vaker geplaatst met als doel functie- en participatieverbetering. Hieronder vallen onder andere ADL-activiteiten, werken en vrijetijdsbesteding zoals sporten [1, 2]. Dit betekent dat er veel sneller een knieprothese wordt geplaatst dan voorheen het geval was.

Daarnaast stellen jongere patiënten andere en hogere eisen aan het gebruik van een totale knieprothese dan de oudere generatie. Echter, het komt ook steeds vaker voor dat vitale ouderen hun sportactiviteiten, zoals tennis, weer willen oppakken met de prothese. Waar het vroeger normaal was om op je zeventigste met wandelstok te lopen, wil de zeventigjarige van nu graag nog golfen of tennissen. Kortom, de prothese moet steeds beter bestand zijn tegen belasting.

13.2 Werken na een totale knieprothese

De meeste patiënten zijn al met pensioen als zij een totale knieprothese krijgen. Echter, de pensioenleeftijd is omhoog gegaan en mensen krijgen op steeds jongere leeftijd een nieuwe knie. Dit betekent dat steeds meer patiënten met een knieprothese weer aan het werk moeten na de operatie.

Na de operatie willen patiënten graag weten wanneer zij hun werkzaamheden weer kunnen oppakken en wat ze mogen verwachten als ze weer aan het werk zijn met hun prothese. Deze vraag is extra relevant voor patiënten met een eigen bedrijf.

> **Knieprothese en arbeid**
> De meeste onderzoeken wijzen uit dat het grootste deel van de patiënten met een knieprothese het werk dat ze uitvoerden voor de operatie weer oppakt. 71 tot 83 % van de patiënten met een totale knieprothese hervat het werk tussen twee en zes maanden na de operatie [3–5]. Dit blijkt uit studies die verricht zijn naar relatief jonge totale knieprothesepatiënten met een gemiddelde leeftijd rond de 55 jaar.

13.2.1 Aanbevolen termijn van werkhervatting

Aanbevolen wordt om te streven naar werkhervatting binnen drie maanden na een totale knieprotheseoperatie, rekening houdend met het persoonlijke herstelproces van de patiënt. Fysieke arbeid hoeft niet vermeden te worden door patiënten met een knieprothese, omdat werkhervatting niet leidt tot complicaties en vroegtijdige revisieoperaties [5].

13.2.2 Beroepen

Activiteiten als lopen op een vlak terrein, autorijden en staan zullen sterk verbeteren na implantatie van een totale knieprothese, terwijl bewegingen als knielen en hurken nauwelijks beter worden [3]. Hieruit kan geconcludeerd worden dat taxichauffeurs, postbodes en winkelmedewerkers het meest zullen profiteren van een nieuwe knie. Hoveniers, loodgieters en andere beroepen waarbij veel gehurkt en geknield moet worden, zullen na de operatie veel moeite hebben om hun vak te blijven uitoefenen [3].

Patiënten dienen dus voordat de ingreep plaatsvindt goed geïnformeerd te worden over wat de mogelijkheden en onmogelijkheden van de prothese zijn en wat die betekenen voor hun beroep. Zo kunnen patiënten met een te belastend beroep voor hun knieprothese zich voorbereiden om eventueel ander werk te gaan doen of ervoor kiezen de operatie uit te stellen tot na hun pensioen, als dit een optie is.

13.2.3 Gunstige factoren voor werkhervatting

Totale knieprothesepatiënten met een hoog urgentiegevoel hervatten hun werkzaamheden twee keer zo snel na de operatie als totale knieprothesepatiënten zonder urgentiegevoel. — *Gevoel van urgentie*

Een goede toegankelijkheid van de werkplek versnelt de werkhervatting met een tot drie weken. — *Toegankelijkheid van de werkplek*

Het vertrouwen dat de patiënt in zijn/haar prothese heeft, blijkt eveneens belangrijk te zijn bij werk- en sporthervatting met een totale knieprothese. — *Vertrouwen in de prothese*

Vrouwen blijken, onafhankelijk van de BMI en fysieke eisen van het werk, hun werkzaamheden sneller te hervatten dan mannen. — *Vrouwelijk geslacht*

Andere factoren die leiden tot een snellere werkhervatting bij patiënten met een totale knieprothese zijn: zelfstandig ondernemerschap, sterke motivatie, een goede preoperatieve fysieke en mentale gesteldheid en optimistische adviezen van de behandelaar [6].

13.3 Sporten na een totale knieprothese

Voor 51 % van de patiënten met een totale knieprothese is sporthervatting belangrijk. Circa een kwart van de mensen boven de 55 jaar sport wekelijks [2]. Sporthervatting vindt op dit moment plaats bij slechts 34 % van de patiënten met een knieprothese, terwijl preoperatief 49 % minimaal een keer per week actief was [7]. Als men dan toch gaat sporten met een totale knieprothese, is het in veel gevallen niet de sport van keuze of wordt niet het gewenste sportniveau bereikt.

Veel patiënten met een totale knieprothese zijn erg tevreden over de pijnreductie, de kwaliteit van leven en het functioneren van de knie tijdens algemene dagelijkse activiteiten. Over de sportieve en recreatieve mogelijkheden met de knieprothese zijn de meeste patiënten echter niet zo tevreden [2]. Dit heeft onder andere te maken met een verkeerd verwachtingspatroon van de patiënt. De verwachtingen van de patiënten worden steeds hoger. De jonge, actieve patiënt denkt vaak met de prothese vrijwel alles weer te kunnen. — *Tevredenheid*

> **Verwachtingen**
> Een studie van Nilsdotter et al. [8] laat zien dat 41 % van de patiënten verwachtte postoperatief weer te kunnen dansen en golfen, terwijl een jaar na de operatie slechts 24 % en vijf jaar postoperatief 14 % van hen daadwerkelijk weer danste en golfde.
> Management van de verwachtingen van sporters is cruciaal voor een tevreden resultaat na een knieartroplastiek [2, 9].

13.3.1 Factoren die van belang zijn voor sporthervatting

In het herstelproces na een totale knieprothese spelen patiëntkenmerken een belangrijke rol.

Motivatie

Hoe gemotiveerder iemand is, hoe groter de kans dat hij of zij zijn/haar sport weer oppakt.

Vertrouwen in de prothese

Een tweede belangrijke factor is het vertrouwen dat de patiënt heeft in de prothese. Voorzichtigheid is de belangrijkste reden voor een vermindering van sportactiviteiten na een kniearthroplastiek. Veel patiënten durven bijvoorbeeld niet te knielen met een knieprothese uit angst deze te beschadigen.

Informatie van behandelaars

Ten slotte is de informatie die patiënten krijgen van hun behandelaar(s) over het oppakken van hun sport met de prothese van belang.

13.3.2 Risico's van sporten

Slijtage is een van de belangrijkste risico's die sporten met een totale knieprothese met zich meebrengt. Slijtage van de prothese leidt tot osteolyse rond de prothese. Hierdoor worden revisieoperaties veelal steeds uitvoeriger en dus riskanter.

Slijtage van de prothese is afhankelijk van verschillende factoren, zoals: het contactgebied, de materiaaleigenschappen, de dikte van de polyethyleen tussenlaag, de manier waarop de prothese geplaatst is, het aantal jaren dat de prothese in de knie zit en de belasting. De belasting op zich is afhankelijk van het lichaamsgewicht en de fysieke activiteit.

Aannemelijk is dat het risico op slijtage van de prothese en het gevaar van complicaties stijgt naarmate de impact van de sport op de prothese toeneemt.

13.3.3 Wel of niet sporten?

Er bestaat nog veel onduidelijkheid onder orthopeden en (sport)fysiotherapeuten over het risico op complicaties en de mogelijkheden van sporthervatting met een totale knieprothese.

Artsen geven patiënten vaak wel advies over het hervatten van dagelijkse activiteiten, maar niet of slechts summier over sporthervatting. In de literatuur worden nog maar weinig aanbevelingen gedaan over sportmogelijkheden met een knieprothese [2].

Sommige studies naar het hervatten van hoge-impactsporten vermelden geen of weinig complicaties of nadelige effecten van de sportbeoefening op de prothese [10]. Er zijn echter ook studies die hoge-impactsporten juist afraden vanwege de mogelijk kortere levensduur van de prothese als gevolg van slijtage of loslating [1, 7].

Het advies dat hoge-impact- en contactsporten vermeden moeten worden, is dus niet gebaseerd op wetenschappelijke evidentie, maar vooral op de voorzichtigheid en meningen van specialisten [2].

Studies

> **Hoge-impactsporten**
> Mont et al. [10] onderzochten de effecten van sportactiviteiten met een hoge impact op knieën na een totale knieprothese. Er werden 31 patiënten (33 knieën) beoordeeld die hoge-impactsporten beoefenen met een gemiddelde van vier keer drieënhalf uur per week. Het ging daarbij om sporten als joggen, downhill skieën, tennissen, racquetball, squash en basketbal.
>
> Na een gemiddelde follow-up van vier jaar, werden 32 van de 33 knieën zowel klinisch als radiologisch als succesvol beoordeeld. De gemiddelde tevredenheidsscore was 9,1 op een schaal van nul tot tien. Deze resultaten indiceren dat redelijk wat patiënten die hoge-impactsporten beoefenen na een totale knieprothese goede klinische resultaten behalen, althans vier jaar na de operatie [10].
>
> Echter, vanwege de kwaliteit, de geringe omvang en de lengte van follow-up van deze retrospectieve cohortstudie, kan er geen verstrekkende conclusie uit worden getrokken [2].

13.3.4 Aanbevelingen

- Lage-impactactiviteiten kunnen veilig worden hervat na een totale knieprotheseoperatie. Voorbeelden: wandelen, fietsen, zwemmen, aquarobics en golfen.
- Hoge-impactsporten en contactsporten worden afgeraden. Voorbeelden: voetbal, basketbal, volleybal, squash, joggen, judo, rugby enzovoort.
- Skiën en tennis zijn toegestaan als de patiënt er veel ervaring mee heeft en de techniek goed beheerst.
- Overige sporten kunnen in overleg met de orthopedisch chirurg worden hervat mits de patiënt beschikt over een adequate motorische controle, een BMI <25, een goede preoperatieve functie en reële patiëntverwachtingen [2].

Per persoon zal verschillen hoeveel weken na de operatie weer gestart kan worden met sporten. Dit is onder andere afhankelijk van het verloop van het herstelproces, de motivatie van de patiënt, de soort sportactiviteit en het gewenste sportniveau. Belangrijk is dat de sporthervatting in nauw overleg gebeurt met de (sport)fysiotherapeut en/of chirurg.

Het spreekt voor zich dat wanneer een patiënt zijn/haar sport weer wil gaan hervatten, er eerst een periode van sportspecifieke training aan vooraf moet gaan. De duur van het revalidatietraject is sterk afhankelijk van het gewenste sportniveau. Van belang is dat in ieder geval de kracht in de m. quadriceps en de hamstrings volledig is hersteld.

Literatuur

1. Seyler TM, Mont MA, Ragland PS, Kachwala MM, Delanois RE. Sports activity after total hip and knee arthroplasty: specific recommendations concerning tennis. Sports Med. 2006;36(7):571–83.
2. Richtlijn totale knieprothese. Versie 20 mei 2014. Nederlandse Orthopedische Vereniging.
3. Kievit AJ, Geenen RC van, Kuijer PP, Pahlplatz TM, Blankevoort L, Schafroth MU. Total knee arthroplasty and the unforeseen impact on return to work: a cross-sectional multicenter survey. J Arthroplasty. 2014;29(6):1163–8.
4. Tilbury C, Schaasberg W, Plevier JW, Fiocco M, Nelissen RG, Vliet Vlieland TP. Return to work after total hip and knee arthroplasty: a systematic review. Rheumatology (Oxford). 2014;53(3):512–25.
5. Nederlandse Orthopaedische Vereniging. Richtlijn totale knieprothese. 2014.
6. Styron JF, Barsoum WK, Smyth KA, Singer ME. Preoperative predictors of returning to work following primary total knee arthroplasty. J Bone Jt Surg Am. 2011;93(1):2–10.
7. McGrory BJ, Stuart MJ, Sim FH. Participation in sports after hip and knee arthroplasty: review of literature and survey of surgeon preferences. Mayo Clin Proc. 1995;70(4):342–8.
8. Nilsdotter AK, Toksvig-Larsen S, Roos EM. Knee arthroplasty: are patients' expectations fulfilled? A prospective study of pain and function in 102 patients with 5-year follow-up. Acta Orthop. 2009;80(1):55–61.
9. Scott CE, Howie CR, MacDonald D, Biant LC. Predicting dissatisfaction following total knee replacement: a prospective study of 1217 patients. J Bone Jt Surg Br. 2010;92(9):1253–8.
10. Mont MA, Marker DR, Seyler TM, Jones LC, Kolisek FR, Hungerford DS. High-impact sports after total knee arthroplasty. J Arthroplast. 2008;23(6 Suppl 1):80–4.

Aanhoudende pijnklachten na een bimalleolaire enkelfractuur bij een 78-jarige vrouw

Yvonne Kerkhoff en Jan Willem K. Louwerens

Samenvatting

Door een ongeval ontstond een gecompliceerde enkelfractuur bij een nu 78-jarige vrouw. Na behandeling blijft sprake van aanhoudende pijn rond de enkel. Moet de enkel worden vastgezet (artrodese) of is implantatie van een enkelprothese mogelijk?

14.1   Inspectie en algemene palpatie – 100

14.2   Functieonderzoek – 100

14.3   Aanvullend onderzoek – 100

14.4   Therapie – 101

14.5   Revalidatie – 102

14.6   Follow-up – 102

© Bohn Stafleu van Loghum, onderdeel van Springer Media BV 2016
K. van Nugteren, D. Winkel (Red.), *Kunstgewrichten: knie en enkel*, Orthopedische Casuïstiek,
DOI 10.1007/978-90-368-1282-5_14

> Door een ongeval ontstond bij een nu 78-jarige vrouw een gecompliceerde bimalleolaire enkelfractuur De fractuur werd behandeld met open repositie, schroeffixatie van de mediale malleolus en het plaatsen van een externe fixateur. De fixateur werd drie maanden later, nadat de fractuur was genezen, verwijderd. De patiënte had sindsdien aanhoudende en toenemende pijnklachten van de enkel, vooral bij belasten. Een infiltratie van het bovenste spronggewricht gaf pijnverlichting, evenals het gebruik van een kokerschoen, beide elders voorgeschreven.
>
> Zij presenteert zich, twee jaar na het ongeval, op het spreekuur voor een second opinion in verband met pijnklachten ter plaatse van de rechterenkel.

- **Status praesens**

Er is geen nachtelijke pijn of pijn in rust. Wel is er startstijfheid. De actuele actieradius is klein: zij kan nog slechts vijf minuten achter elkaar lopen. De klachten veroorzaken ernstige beperkingen, ook bij activiteiten van het dagelijks leven.

14.1 Inspectie en algemene palpatie

Er is sprake van een mankend looppatroon. De rechterenkel (achtervoet) staat in valgus. Ter hoogte van de mediale malleolus bestaat een prominentie veroorzaakt door de schroefkop. Hier ontstaat bij gebruik van de kokerschoen een drukpunt met roodheid en irritatie van de huid en pijn, hetgeen wordt verergerd door de valgusstand van de voet.

Er is kapselzwelling en drukpijn over de gewrichtsspleet van de enkel aan de voorzijde, het meest lateraal.

14.2 Functieonderzoek

- Mobiliteit: plantairflexie 15 graden, dorsaalflexie 5 graden. De bewegingen veroorzaken herkenbare pijn en gaan gepaard met enige crepitus.
- Er bestaat normale beweeglijkheid van de voetwortel zonder pijn. Met name is er geen pijn ter plaatse van het onderste spronggewricht. Aan de middenvoet en voorvoet worden geen belangrijke veranderingen waargenomen.
- De voet is neurovasculair intact.
- De kracht en motoriek zijn niet verstoord.

14.3 Aanvullend onderzoek

De röntgenopnames van de rechterenkel in stand tonen de status na een bimalleolaire enkelfractuur met een schroef mediaal in situ. Er is sprake van evidente artrose van het bovenste spronggewricht. De valguskanteling in de enkel is duidelijk zichtbaar (◨fig. 14.1).

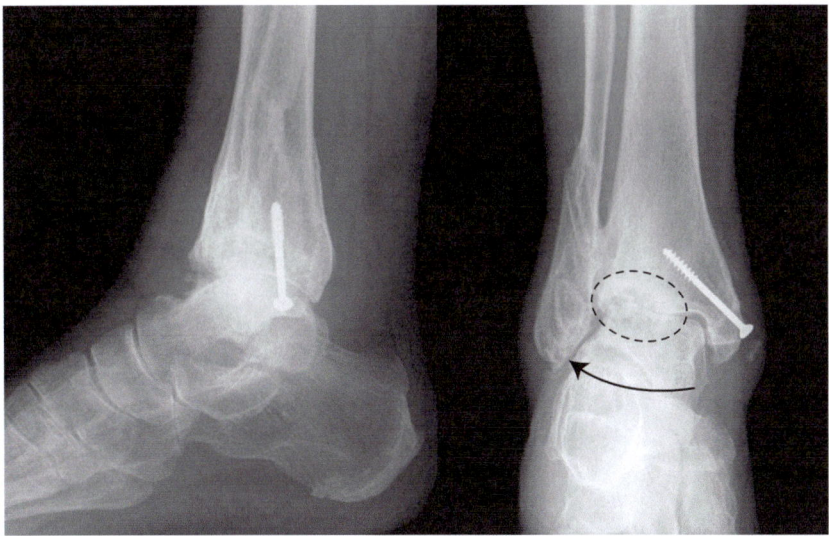

◘ **Figuur 14.1** De staande röntgenopnames tonen een evidente artrose van het bovenste spronggewricht (stippellijn) en een valguskanteling van de voet (pijl).

Diagnose

Ernstige posttraumatische artrose van de rechterenkel

14.4 Therapie

Gezien de aanvankelijke vermindering van de pijnklachten in de kokerschoen wordt eerst nog conservatief beleid geadviseerd. Conservatieve behandeling levert echter onvoldoende resultaat op en de patiënte meldt zich wederom op de polikliniek. Een operatieve behandeling wordt geadviseerd. De patiënte heeft twee mogelijkheden: een artrodese van het gewricht of het inbrengen van een enkelprothese. Voor een persoon van deze leeftijd is een relatief korte en minder belastende herstelperiode waarin zij het lidmaat mag blijven belasten, van aanzienlijk belang. Ook behoud van enige enkelfunctie is gunstig voor iemand van deze leeftijd. Er wordt derhalve in overleg met de patiënte besloten tot het plaatsen van een enkelprothese.

De enkelprothese wordt zonder complicaties ingebracht en peroperatief wordt de schroef uit de mediale malleolus verwijderd (◘ fig. 14.2). Met het inbrengen wordt de valguskanteling gecorrigeerd en het gewricht is na het inbrengen van de prothese stabiel. De enkel wordt geïmmobiliseerd met een onderbeengipsspalk voor rust en wondgenezing.

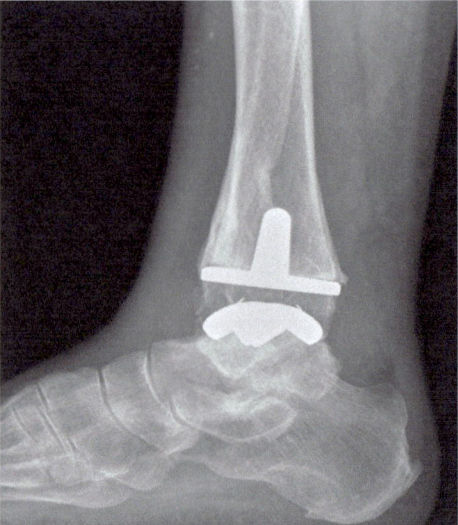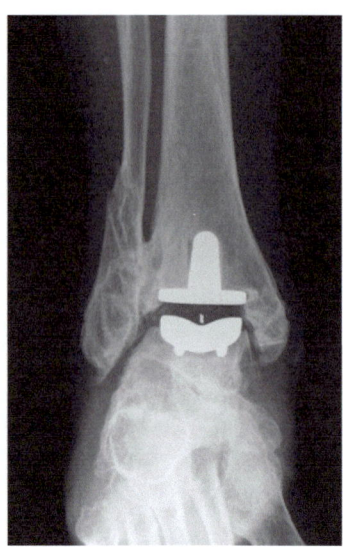

Figuur 14.2 Status na inbrengen van de totale enkelprothese.

14.5 Revalidatie

De eerste vier weken

De enkel wordt gedurende vier weken geïmmobiliseerd met onderbeengips. In deze periode wordt de patiënte geactiveerd zover als mogelijk is. De eerste twee weken mag de enkel namelijk nog niet belast worden.

Na vier weken

Na vier weken wordt begonnen met intensieve fysiotherapie voor een duur van zes weken. Gedurende deze periode krijgt de patiënte een *walker* mee naar huis, een soort skischoen, die de enkel nog enige tijd beschermt. De patiënte mag de enkel in toenemende mate gaan belasten. Zij doet dit op geleide van pijn en zwelling van de enkel. Naarmate de tijd verloopt, wordt het gebruik van de walker afgebouwd. Wanneer de walker niet gedragen wordt, gebruikt de patiënte krukken tot de enkel voldoende stabiel is.

Oefeningen

Onder begeleiding van de fysiotherapeut worden de plantairflexie en de dorsaalflexie bevorderd, vooral door middel van actieve bewegingen die de patiente thuis uitvoert. De kuitspieren worden geactiveerd door op de tenen te gaan staan, allereerst voornamelijk steunend op de gezonde voet. Ten slotte is er aandacht voor het op lengte brengen van de kuitspieren door rekoefeningen.

Na drie maanden

Na drie maanden gebruikt de patiënte de walker niet meer en wordt het gebruik van krukken afgebouwd.

14.6 Follow-up

Twee jaar na de operatie is de patiënte nog steeds zeer tevreden over het resultaat. Ze gebruikt sinds de operatie geen pijnstillers meer en heeft een enkelfunctie van 30 graden plantairflexie en 10 graden dorsaalflexie. Zij ondervindt als gevolg van de enkel geen beperkingen meer en er zijn tot op heden geen complicaties opgetreden.

Addendum: de totale enkelprothese

Yvonne Kerkhoff en Jan Willem K. Louwerens

Samenvatting

Een enkelprothese wordt minder vaak geïmplanteerd dan een knieprothese. Dit hoofdstuk beschrijft wie voor een enkelprothese in aanmerking kunnen komen, wat voor typen enkelprothesen er bestaan, of men ermee kan sporten en welke complicaties kunnen optreden tijdens en na de operatie. Ten slotte wordt een artrodesebehandeling vergeleken met implantatie van een totale enkelprothese. Wat zijn de voor- en nadelen?

15.1 Inleiding – 104

15.2 Wie komt er voor een prothese in aanmerking? – 104

15.3 Typen prothesen – 105

15.4 Functie en pijn meten na plaatsing van een enkelprothese – 105

15.5 Sportparticipatie met een enkelprothese – 106

15.6 Complicaties – 107

15.7 Complicaties gedurende de operatie – 107
15.7.1 Complicaties na de operatie – 107

15.8 Overleving – 108

15.9 Prothese versus artrodese – 108

15.10 Conclusie – 109

Literatuur – 109

© Bohn Stafleu van Loghum, onderdeel van Springer Media BV 2016
K. van Nugteren, D. Winkel (Red.), *Kunstgewrichten: knie en enkel*, Orthopedische Casuïstiek,
DOI 10.1007/978-90-368-1282-5_15

15.1 Inleiding

Het eindstadium van enkelartrose is een chronische conditie, geassocieerd met progressieve gewrichtspijn en disfunctie. Patiënten met enkelartrose rapporteren een ernstig aangedane kwaliteit van leven en ervaren meer pijn en een verminderd fysiek en sociaal functioneren vergeleken met de algemene populatie [1]. De oorzaak van artrose van de enkel kan onbekend zijn (primaire artrose), maar in de overgrote meerderheid van de gevallen is de artrose posttraumatisch. Denk daarbij niet alleen aan een fractuur van de enkel of aangrenzend aan de enkel, maar ook aan een ernstig bandletsel of recidiverende enkelverzwikkingen. Artrose kan ook secundair zijn aan andere aandoeningen, zoals reuma.

De totale enkelprothese is al sinds enige tijd een geaccepteerd alternatief voor de enkelartrodese voor het reduceren van pijn met behoud of verbetering van de beweeglijkheid van het gewricht.

15.2 Wie komt er voor een prothese in aanmerking?

Belangrijke factoren bij het bepalen van de technische mogelijkheid van het inbrengen van een prothese zijn de kwaliteit van het bot en de stabiliteit en stand van de enkel. Het moet duidelijk zijn dat de voet en de enkel na het inbrengen een goede alignment en stabiliteit zullen hebben. Is dit niet het geval, dan zullen dezelfde krachten die de enkelartrose veroorzaakten tot mogelijk falen van de prothese leiden. Wanneer er bij belangrijke scheefstand van de enkel (meestal gaat het om varusdeformiteit) toch een prothese wordt geplaatst, wordt aangeraden om voorafgaand of tijdens het inbrengen van de prothese additionele operaties uit te voeren die tot doel hebben om goede alignment en stabiliteit te verzorgen. Dit kan bijvoorbeeld een ingreep aan de banden zijn, een standscorrectie boven of onder de enkel met behulp van een osteotomie, of fusie van een gewricht in de voet.

Het blijkt dat patiënten die nog veel beweeglijkheid hadden voor de operatie na een enkelprothese beweeglijkheid verliezen en dat bij een heel stijf gewricht relatief weinig beweeglijkheid wordt gewonnen. Er wordt dus al met al minimale verbetering van de beweeglijkheid ten opzichte van de situatie voor de operatie gevonden, waarbij een winst wordt beschreven variërend tussen 4 en 14 graden [2–4]. Echter, een winst of het behoud van 10 tot 15 graden beweeglijkheid bij iemand met verstijving van aangrenzende gewrichten en verminderde functie van andere gewrichten, zoals de knie, kan heel belangrijk zijn. Dat is de reden waarom in het verleden deze ingreep bij voorkeur bij reumapatiënten werd uitgevoerd. Ook werd er rekening mee gehouden dat deze patiënten toch niet zouden gaan rennen, springen of sjouwen met het kunstgewricht. Nog steeds bestaat de zorg dat de prothese niet geschikt is voor personen die de enkel mechanisch zwaar willen belasten. Een van de belangrijkste complicaties is mechanische loslating van de prothese. De overlevingsduur van de enkelprothese valt tegen vergeleken met andere prothesen. Daarom wordt de prothese bij voorkeur geplaatst bij een patiënt van middelbare of oudere leeftijd die geen piekbelasting op het gewricht uitoefent.

Relatieve contra-indicaties voor plaatsing van een enkelprothese zijn: ernstige osteoporose, osteonecrose of een groot botdefect in de tibia of talus, ernstige varus- of valgusdeformiteit en instabiliteit van de enkel, een hoge *body mass index*, diabetes mellitus en roken. Absolute contra-indicaties zijn onder andere de aanwezigheid van een actieve infectie, bedreigde toestand van de weke delen, neuromusculaire disbalans en sensorische neuropathie [5–7].

15.3 Typen prothesen

De eerste totale enkelprothese werd geplaatst in de jaren zeventig van de twintigste eeuw, maar gezien de zeer slechte resultaten werd het gebruik van deze prothese gestaakt. Vanaf die tijd werden er diverse nieuwe typen prothesen ontwikkeld en in kleine cohorten geplaatst en vervolgd.

De eerste generatie prothesen bestond uit twee componenten, gefixeerd met botcement, waarbij de tibiacomponent was vervaardigd van polyethyleen. Voor het plaatsen van deze prothese was aanzienlijke botresectie noodzakelijk. De resultaten bleven teleurstellend, met een hoog percentage revisies, vooral ten gevolge van loslating van de prothese [7–9].

De eerste generatie

De tweede generatie prothesen bestaat uit een metalen tibia- en taluscomponent, in de overgrote meerderheid gefixeerd zonder botcement. Een 'meniscusachtige' polyethyleen tussencomponent werd geïntroduceerd. Deze is ofwel gefixeerd aan de tibiacomponent (*fixed-bearing*: ◘ fig. 15.2a), of articuleert mobiel met *beide* componenten (*mobile-bearing*: ◘ fig. 15.1 en 15.2b) [8]. Bij dit laatste principe wordt aangenomen dat de kans op slijtage minder is. Omdat de kracht op de overgang van prothese naar bot verminderd zou worden, is het risico op loslating van de prothese eveneens kleiner. In Europa wordt deze mobile-bearingprothese op dit moment het meeste toegepast.

De tweede generatie

15.4 Functie en pijn meten na plaatsing van een enkelprothese

Uit diverse onderzoeken komt naar voren dat zowel het functioneren als de pijn verbetert na plaatsing van een enkelprothese [2–4, 10].

Er worden diverse vragenlijsten gebruikt om de functionele uitkomst in kaart te brengen. De American Orthopaedic Foot and Ankle Society Score (AOFAS), de Kofoed score en de Foot Function Index (FFI) worden het meest gebruikt.

De AOFAS bestaat uit drie categorieën: pijn, functionele aspecten op basis van anamnese en lichamelijk onderzoek en alignment van de voet. Een maximale score van 100 punten geeft een optimale situatie weer. Gemiddeld 5 tot 8 jaar na de operatie rapporteren patiënten met een enkelprothese een score van 80 punten [1, 10].

AOFAS

Kofoed score en FFI evalueren pijn en beperkingen als gevolg van voetklachten en problemen met de voetfunctie. De Kofoed score, met een optimale score van 100, bedraagt 70 tot 80 in de eerste jaren na de operatie [11]. Ook de FFI verbetert, waarbij patiënten een subscore voor pijn van rond de 20 rapporteren en een score van 35 bij de vragen gericht op beperkingen. In beide gevallen geeft een score van 0 de optimale situatie weer [11, 12].

Kofoed score en FFI

Daarnaast wordt met name de VAS (visuele analoge score) gebruikt om pijn te kwantificeren. Hoewel er postoperatief wel duidelijk verbetering wordt gezien van

VAS

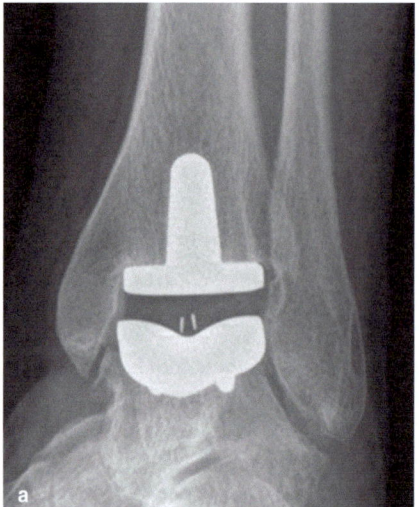
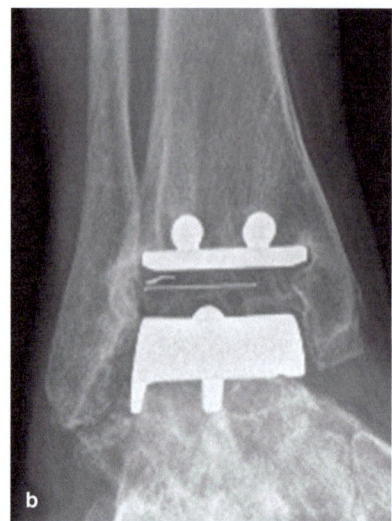

◘ **Figuur 15.1** Conventionele röntgenopname van een totale enkelprothese. Beide zijn *mobile bearing* prothesen. **a** *Mobility* prothese. **b** STAR prothese.

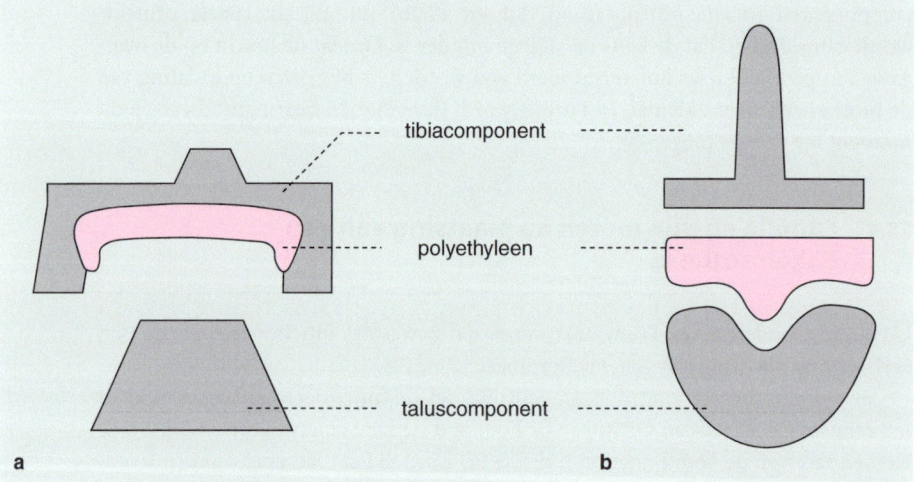

◘ **Figuur 15.2** De moderne enkelprothese. **a** Tweecomponentenprothese (*fixed-bearing*). **b** Driecomponentenprothese met een losse tussencomponent (*mobile-bearing*).

de pijn, is er bij 23 tot 60 % van de patiënten toch sprake van resterende pijn in de achtervoet [4].

15.5 Sportparticipatie met een enkelprothese

Er is slechts een beperkt aantal studies waarin de sportparticipatie van patiënten met een enkelprothese is onderzocht. Uit deze resultaten komt naar voren dat gemiddeld twee derde van de patiënten na de operatie actief deelneemt aan sport, waarbij wandelen, fietsen, zwemmen en fitness de sporten zijn die het meest worden beoefend [12-15]. Ongeveer de helft van de patiënten geeft aan geen hinder te ondervinden van de enkel tijdens de dagelijkse bezigheden, maar wel ongemakken te ervaren bij sportactiviteiten [13]. Patiënten met reumatoïde artritis rapporteren over het algemeen slechtere klinische scores en ook de sportparticipatie is lager dan van patiënten met primaire of posttraumatische artrose.

15.6 Complicaties

Men maakt onderscheid in complicaties die gedurende de operatie optreden en complicaties die postoperatief optreden. Deze problemen kunnen in sommige gevallen conservatief worden behandeld, vaak is hiervoor echter een tweede operatie noodzakelijk. In sommige gevallen kan de prothese worden behouden. In het uiterste geval moet ze worden vervangen of verwijderd. Men spreekt dan van een revisie of falen van de prothese.

15.7 Complicaties gedurende de operatie

Van de enkelprothesen wordt 6 % gecompliceerd door het ontstaan van een fractuur van de mediale malleolus. In 1.3 % van de gevallen is er sprake van zenuwschade en ook een fractuur van de laterale malleolus komt voor, in 1 % van de prothesen [2]. Het is onze ervaring dat het inbrengen van een enkelprothese een steeds meer routinematige operatie wordt. De operatietijd neemt met bijna 30 minuten af naarmate er meer prothesen worden geplaatst en intraoperatieve complicaties treden steeds minder vaak op. Ook het plaatsen van de componenten gaat steeds accurater [11]. Bij plaatsing van de mobility prothese (◘ fig. 15.1) zagen wij bij 2 van de 67 patiënten intraoperatieve complicaties, welke geen aanleiding gaven tot postoperatieve problemen. In 93 % van de prothesen bestaat er een optimale uitlijning [12].

15.7.1 Complicaties na de operatie

Complicaties in de periode na de operatie treden vaker op dan de hierboven genoemde intraoperatieve complicaties. De incidentie varieert van 10 tot 13,5 % [2-4, 10, 16].

Meest voorkomend zijn oppervlakkige en diepe infecties, loslating van de prothese en malalignment. Om het risico op oppervlakkige infecties en wondgenezingsstoornissen te minimaliseren, is een goede conditie van de weke delen van groot belang. Bedreiging van de weke delen is om die reden dan ook een absolute contra-indicatie voor het plaatsen van een prothese. Reumapatiënten, die vaak medicatie gebruiken die de afweer onderdrukt, hebben meer kans op het ontwikkelen van een infectie. Naast de oppervlakkige infecties zijn er ook de diepe infecties, waarbij de gehele prothese soms vervangen moet worden. Deze zijn moeilijk te voorkomen en ook de oorzaak is vaak lastig te achterhalen.

Loslating

Diverse factoren kunnen verantwoordelijk zijn voor loslating van de prothese, waaronder een langer bestaande, diepe infectie, maar dit is zeer zeldzaam. Veel belangrijker is een verkeerde uitlijning van de prothese. Een verkeerde belasting van de prothese ten gevolge van malalignment en/of instabiliteit kan, zoals eerder besproken, aanleiding geven tot snellere slijtage, breuk van de tussencomponent, verlies van bot en mechanische loslating van de prothese. Ook op dit terrein wordt winst geboekt en het lukt steeds beter om ook bij een pre-existente scheefstand te zorgen voor een goede alignment en stabiliteit [17]. Een andere belangrijke reden voor het ontstaan van loslating en een late complicatie, waar nog geen goede verklaring voor is gevonden, is het ontstaan van steeds groter wordende botcysten aangrenzend aan de prothese. Deze treden in een hoog percentage (tot 95 % gerapporteerd) bij vrijwel alle prothesen op [18, 19].

15.8 Overleving

De duurzaamheid van de huidige enkelprothese is in vergelijking met de eerdere ontwerpen sterk verbeterd. Eerstegeneratieprothesen waren geassocieerd met een hoog percentage revisies, oplopend tot 72 % na tien jaar [8]. Inmiddels ligt de tienjaarsoverleving op 70 tot 90 % voor diverse typen prothesen, waarbij de 75 % overleving die uit het Zweedse register naar voren komt waarschijnlijk het meest representatief is [2, 10, 20]. Bedenk hierbij dat de overleving na vijftien jaar voor de knieprothesen 92 % is [21], wat aangeeft dat we er dus nog lang niet zijn met de enkelprothese.

15.9 Prothese versus artrodese

Er is veel discussie over de optimale chirurgische behandeling van enkelartrose in het eindstadium. Het belangrijkste alternatief voor een prothese is artrodese van het gewricht. Deze operatie is nog steeds de gouden standaard. Dit resulteert in een stabiele en meestal pijnloze situatie. Hoewel op de lange termijn de aangrenzende gewrichten van de achtervoet degeneratief worden, is het de vraag wat hier de klinische consequenties van zijn. Deze radiologische veranderingen hebben namelijk geen duidelijk effect op de kwaliteit van leven [22–24].

Een wetenschappelijk optimale vergelijking tussen deze twee behandelingsmethoden is tot op heden niet uitgevoerd. Een redelijke studie, waarbij qua uitkomst geen belangrijke verschillen werden gevonden, werd uitgevoerd in de Verenigde Staten [25]. Ook in andere studies worden ten aanzien van functionele uitkomst en sportparticipatie na beide behandelingen overeenkomstige resultaten gevonden [26–28]. Sommigen concluderen dat een enkelprothese mogelijk betere pijnverlichting en meer winst in kwaliteit van leven en functioneren biedt dan een artrodese [29, 30]. Vast staat dat het risico op reoperaties en op ernstige complicaties na het inbrengen van een enkelprothese tot op heden fors hoger is dan na een artrodese [25, 29, 31]. Daarbij komen de nog teleurstellende overlevingspercentages van de enkelprothesen en de late complicaties zoals periprothetische botcystevorming. Het zal duidelijk zijn dat het een complexe taak is om de patiënten te informeren over de voor- en nadelen van een prothese of artrodese en tegelijkertijd de patiënten de ene of andere procedure te adviseren.

15.10 Conclusie

Een totale enkelprothese is voor een zorgvuldig geselecteerde groep patiënten een goed en wellicht aantrekkelijk alternatief voor enkelartrodese. Beide ingrepen hebben specifieke voor- en nadelen. De klinische resultaten beschreven in de literatuur zijn grotendeels vergelijkbaar, hoewel het aantal complicaties en reoperaties na het inbrengen van een enkelprothese aanzienlijk hoger is dan bij de artrodese. Veel verbetering is nodig voordat de resultaten vergelijkbaar zijn met die van andere prothesen, zoals voor de heup en de knie. Vooralsnog wordt geadviseerd deze ingreep alleen te laten uitvoeren door een voet- en enkelchirurg die ervaring heeft opgedaan met deze ingreep.

Literatuur

1. Glazebrook M, Daniels T, Younger A, et al. Comparison of health-related quality of life between patients with end-stage ankle and hip arthrosis. J Bone Jt Surg Am. 2008;90(3):499–505.
2. Zaidi R, Cro S, Gurusamy K, et al. The outcome of total ankle replacement: a systematic review and meta-analysis. Bone Jt J. 2013;95-B(11):1500–7.
3. Stengel D, Bauwens K, Ekkernkamp A, Cramer J. Efficacy of total ankle replacement with meniscal-bearing devices: a systematic review and meta-analysis. Arch Orthop Trauma Surg. 2005;125(2):109–19.
4. Gougoulias N, Khanna A, Maffulli N. How successful are current ankle replacements? A systematic review of the literature. Clin Orthop Relat Res. 2010;468(1):199–208.
5. Guyer AJ, Richardson G. Current concepts review: total ankle arthroplasty. Foot ankle Int. 2008;29(2):256–64.
6. Easley ME, Vertullo CJ, Urban WC, Nunley JA. Total ankle arthroplasty. J Am Acad Orthop Surg. 10(3):157–67.
7. Heuvel A van den, Bouwel S van, Dereymaeker G. Total ankle replacement. Design evolution and results. Acta Orthop Belg. 2010;76(2):150–61.
8. Gougoulias NE, Khanna A, Maffulli N. History and evolution in total ankle arthroplasty. Br Med Bull. 2009;89(1):111–51.
9. ▶ https://www.aofas.org/education/OrthopaedicArticles/Total-ankle-replacement.pdf. 318–359.
10. Zhao H, Yang Y, Yu G, Zhou J. A systematic review of outcome and failure rate of uncemented Scandinavian total ankle replacement. Int Orthop. 2011;35(12):1751–8.
11. Schimmel JJP, Walschot LHB, Louwerens JWK. Comparison of the short-term results of the first and last 50 Scandinavian total ankle replacements: assessment of the learning curve in a consecutive series. Foot Ankle Int. 2014;35(4):326–33.
12. Kerkhoff YRA, Louwerens JWK, Kosse NM. Short term results of the Mobility Total Ankle System: clinical and radiographic outcome. Unpubl data.
13. Bonnin MP, Laurent J-R, Casillas M. Ankle function and sports activity after total ankle arthroplasty. Foot Ankle Int. 2009;30(10):933–44.
14. Valderrabano V, Pagenstert G, Horisberger M, Knupp M, Hintermann B. Sports and recreation activity of ankle arthritis patients before and after total ankle replacement. Am J Sports Med. 2006;34(6):993–9.
15. Naal FD, Impellizzeri FM, Loibl M, Huber M, Rippstein PF. Habitual physical activity and sports participation after total ankle arthroplasty. Am J Sports Med. 2009;37(1):95–102.
16. Roukis TS. Incidence of revision after primary implantation of the agilityTM total ankle replacement system: a systematic review. J Foot Ankle Surg. 2012;51(2):198–204.
17. Hobson SA, Karantana A, Dhar S. Total ankle replacement in patients with significant pre-operative deformity of the hindfoot. J Bone Jt Surg Br. 2009;91(4):481–6.
18. Dalat F, Barnoud R, Fessy M-H, Besse J-L. Histologic study of periprosthetic osteolytic lesions after AES total ankle replacement. A 22 case series. Orthop Traumatol Surg Res. 2013;99(6 Suppl):S285–95.

19. Yoon HS, Lee J, Choi WJ, Lee JW. Periprosthetic osteolysis after total ankle arthroplasty. Foot ankle Int. 2014;35(1):14–21.
20. Henricson A, Nilsson J-Å, Carlsson A. 10-year survival of total ankle arthroplasties: a report on 780 cases from the Swedish Ankle Register. Acta Orthop. 2011;82(6):655–9.
21. Victor J, Ghijselings S, Tajdar F, et al. Total knee arthroplasty at 15–17 years: does implant design affect outcome? Int Orthop. 2014;38(2):235–41.
22. Morrey BF, Wiedeman GP. Complications and long-term results of ankle arthrodeses following trauma. J Bone Jt Surg Am. 1980;62(5):777–84.
23. Coester LM, Saltzman CL, Leupold J, Pontarelli W. Long-term results following ankle arthrodesis for post-traumatic arthritis. J Bone Jt Surg Am. 2001;83-A(2):219–28.
24. Fuchs S, Sandmann C, Skwara A, Chylarecki C. Quality of life 20 years after arthrodesis of the ankle. A study of adjacent joints. J Bone Jt Surg Br. 2003;85(7):994–8.
25. Saltzman CL, Mann RA, Ahrens JE, et al. Prospective controlled trial of STAR total ankle replacement versus ankle fusion: initial results. Foot ankle Int. 2009;30(7):579–96.
26. Daniels TR, Younger ASE, Penner M, et al. Intermediate-term results of total ankle replacement and ankle arthrodesis: a COFAS multicenter study. J Bone Jt Surg Am. 2014;96(2):135–42.
27. Haddad SL, Coetzee JC, Estok R, Fahrbach K, Banel D, Nalysnyk L. Intermediate and long-term outcomes of total ankle arthroplasty and ankle arthrodesis. A systematic review of the literature. J Bone Jt Surg Am. 2007;89(9):1899–905.
28. Schuh R, Hofstaetter J, Krismer M, Bevoni R, Windhager R, Trnka HJ. Total ankle arthroplasty versus ankle arthrodesis. Comparison of sports, recreational activities and functional outcome. Int Orthop. 2012;36(6):1207–14.
29. Saltzman CL, Kadoko RG, Suh JS. Treatment of isolated ankle osteoarthritis with arthrodesis or the total ankle replacement: a comparison of early outcomes. Clin Orthop Surg. 2010;2(1):1–7.
30. Esparragoza L, Vidal C, Vaquero J. Comparative study of the quality of life between arthrodesis and total arthroplasty substitution of the ankle. J Foot Ankle Surg. 2011;50(4):383–7.
31. SooHoo NF, Zingmond DS, Ko CY. Comparison of reoperation rates following ankle arthrodesis and total ankle arthroplasty. J Bone Jt Surg Am. 2007;89(10):2143–9.

Bijlagen

Bijlage I Diagnostiek bij knieartrose – 113

Bijlage II Diagnostiek enkelartrose – 115

Bijlage III De totale knieprothese: postoperatieve revalidatie – 117

Eerder verschenen delen uit de serie Orthopedische Casuïstiek – 131

Register – 133

Bijlage I Diagnostiek bij knieartrose

Artrose van de knie

Wanneer vier van de volgende zes klinische bevindingen bij een patiënt aanwezig zijn, is de kans op knieartrose 89 % [1]:
- Leeftijd >50 jaar.
- Ochtendstijfheid <30 minuten.
- Crepitaties tijdens het bewegingsonderzoek.
- Gevoeligheid van de benige structuren.
- Verbreding van het kniegewricht.
- Geen verhoogde temperatuur van het kniegewricht.

Andere symptomen zullen de waarschijnlijkheid doen toenemen:
- Eindstandige beperking en/of pijn van het gewricht.
- De flexie is het meest beperkt (volgens een capsulair patroon).
- Pasteuze zwelling van het gewricht.

Röntgenfoto's

Röntgenfoto's worden alleen gemaakt als op grond van klinisch onderzoek de diagnose onzeker is, of wanneer de uitslag van de röntgenfoto van invloed is op de therapie.

Gewoonlijk wordt een röntgenfoto van de knie in stand gemaakt. De opname kan in extensie of (beter [2]) in 30 graden flexie worden gemaakt.
Op de röntgenfoto kan men – in geval van artrose – aantreffen:
- osteofytvorming;
- gewrichtsspleetversmalling;
- subchondrale sclerosering en cystevorming.

De eerste bevinding is meestal osteofytvorming. Gewrichtsspleetversmalling en subchondrale veranderingen van het bot treden gewoonlijk pas op als er al osteofytvorming heeft plaatsgevonden [3].

MRI

MRI-opnamen van een kniegewricht tonen duidelijk de weke delen van het gewricht. In geval van een artrose heeft een MRI-opname echter geen duidelijke meerwaarde boven een conventionele röntgenfoto. Afwijkingen die in de weke delen worden waargenomen, hebben vaak geen relatie met de door de patiënt gepresenteerde klacht [4]. Vooral bij ouderen worden op MRI-opnamen vaak degeneratieve meniscuslaesies en ligamentrupturen inclusief kruisbandlaesies gevonden zonder dat er sprake is van klachten. Een MRI kan dus ook juist verwarrend zijn bij het zoeken naar de juiste diagnose. Alleen als klinische symptomen bestaan die andere pathologie suggereren dan artrose, kan MRI geïndiceerd zijn.

Bijlage II Diagnostiek enkelartrose

Enkelartrose wordt gekenmerkt door:
- capsulair patroon [1] van het bovenste spronggewricht: de plantairflexie is meer beperkt dan de dorsaalflexie;
- capsulair patroon van het onderste spronggewricht: varus is meer beperkt dan valgus;
- pasteuze zwelling van het gewrichtskapsel door chronische irritatie.

In veel gevallen is er sprake van:
- een of meer enkeltraumata in het verleden;
- frequente overbelasting/microtraumata in het verleden. Denk hierbij aan bepaalde takken van sport met hoge impact, zoals voetbal, rugby en dergelijke.

Bijlage III De totale knieprothese: postoperatieve revalidatie

© Bohn Stafleu van Loghum, onderdeel van Springer Media BV 2016
K. van Nugteren, D. Winkel (Red.), *Kunstgewrichten: knie en enkel*, Orthopedische Casuïstiek,
DOI 10.1007/978-90-368-1282-5

Inleiding

Oefenen na een totale knieprothese blijkt zinvol. Dit kan in de vorm van individuele fysiotherapie of door middel van een begeleid oefenprogramma, thuis of in groepsverband [5]. Een belangrijk aangrijpingspunt bij de revalidatie is het activeren en versterken van de m. quadriceps. Na een totale knieoperatie ontstaat namelijk bij veel patiënten een verminderd vermogen of zelfs onvermogen om de spier vrijwillig aan te spannen [6]. Er bestaat een sterk verband tussen quadricepskracht en de door de patiënt ervaren functie van de knie [7, 8]. Krachttraining van de m. quadriceps blijkt op korte en lange termijn gunstig te zijn voor de functie van de geopereerde knie [9].

> **Continuous passive motion (CPM)**
> Om de knie na de operatie voldoende mobiel te houden kan hij passief worden gemobiliseerd met speciale apparatuur. Het effect van deze zogeheten *continuous passive motion*-apparatuur (◘fig. B3.1), is dubieus. Alleen op korte termijn bestaat er in geringe mate een gunstig effect op de *actieve* knieflexie. Voor *passieve* knieflexie en voor extensie van de knie is CPM niet effectief.

▪ De revalidatie

In de postoperatieve revalidatie besteedt men in het algemeen aandacht aan de volgende zaken:
- het voorkomen van complicaties;
- wondgenezing;
- verhoging van de belastbaarheid van het been;
- spierkracht;
- spierlengte;
- mobiliteit;
- stabiliteit;
- coördinatie;
- functionele training;
- indien van toepassing sportspecifieke training.

Het verdient aanbeveling om regelmatig te evalueren of op bovenstaande punten evenwichtig en in voldoende mate wordt getraind. Bijna iedere oefening heeft gunstige invloed op meerdere zaken tegelijk. De snelheid van revalidatie varieert enorm en is afhankelijk van de conditie en leeftijd van de patiënt en van het type operatie en de soort prothese die is gebruikt. De in deze bijlage beschreven oefeningen kunnen worden gebruikt in de postoperatieve revalidatie na implantatie van een totale knieprothese.

Nota bene: de voorbeelden zijn gebaseerd op een operatie van de rechterknie.

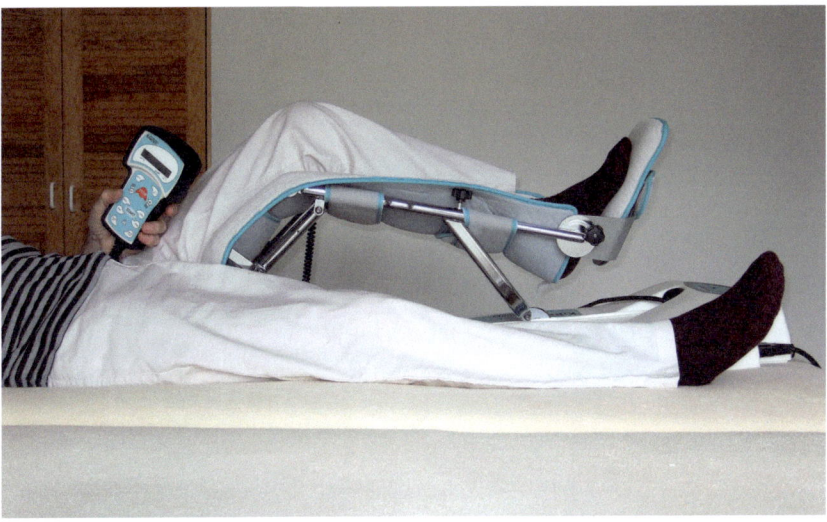

◘ **Figuur B3.1** De knie wordt bij deze patiënt passief gebogen en gestrekt door middel van *continuous passive motion* (CPM). Het effect ervan is dubieus.

Typen prothesen en revalidatie

Er is in de revalidatie op korte termijn nagenoeg geen verschil tussen een *cruciate retaining* (CR)-prothesen en een *posterior stabilised* (PS)-prothesen. Op de lange duur kunnen echter verschillen ontstaan in de stabiliteit: bij de CR-prothesen kan de nog aanwezige kruisband (of kruisbanden) na verloop van tijd 'uitlubberen'. Dus bij CR- prothesen moet de jarenlange follow-up gericht zijn op controle en zo nodig training van de stabiliteit.

CR- en PS-prothesen

Een *constrained* prothese met scharnier wordt gebruikt als er ligamentaire instabiliteit bestaat. In de eindstanden van het gewricht moeten de krachten worden opgevangen door de prothese zelf. Deze krachten komen via het scharnier op de bot-protheseovergang. Dit is vaak een steeltje. Krachten op het steeltje kunnen leiden tot beschadiging en loslating van zowel de tibia- als de femurcomponent. De revalidatie moet hierop worden aangepast: beginnen met lage belasting, zeer geleidelijke opbouw van de belasting en gesloten ketenoefeningen. Openketenoefeningen met gewichten veroorzaken ongunstige krachten op de prothesefixatie en worden bij dit type prothese afgeraden.

Constrained

Het maakt voor de revalidatie geen verschil of de bearing wel of niet gefixeerd is aan de tibiacomponent van de prothese.

Fixed en mobile bearing

Voor de operatie

Voor de operatie krijgt de patiënt instructies hoe te lopen met krukken in driepuntsgang (◘fig. B3.2). Verder krijgt de patiënt instructies hoe een trap op en af te lopen met een kruk (◘fig. B3.3).

Krukkentraining

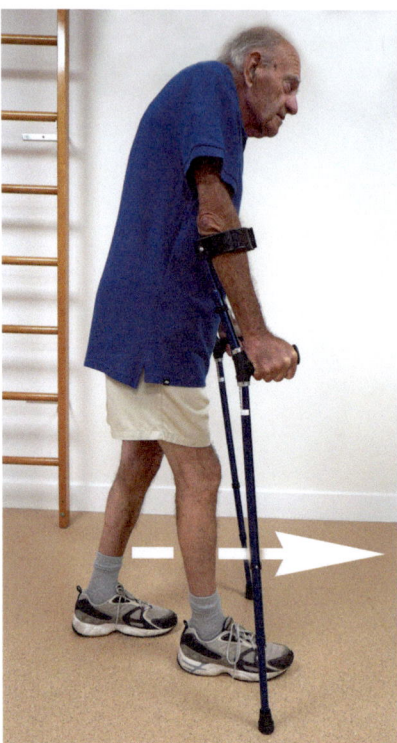 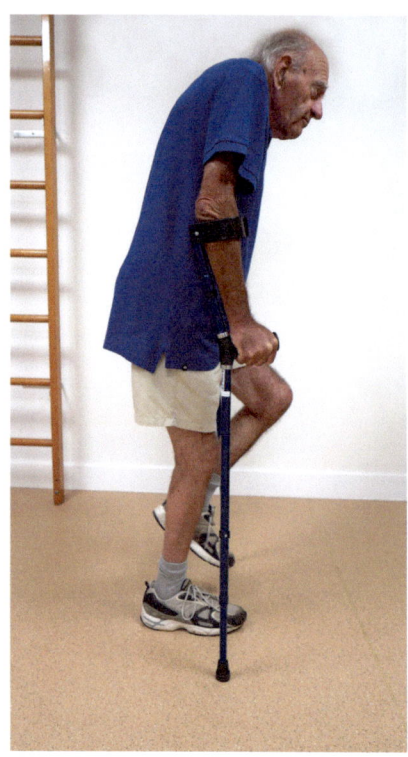

Figuur B3.2 Driepuntsgang: het aangedane rechterbeen wordt ontlast door steun te nemen op twee krukken die zich steeds opzij van het rechterbeen bevinden.

Na de operatie

De eerste paar dagen

Meestal mag de patiënt de dag van de operatie onder begeleiding van een fysiotherapeut al uit bed. In eerste instantie wordt aandacht besteed aan de (geleide) actieve flexie en extensie van de knie. Daarbij worden aanspanningoefeningen gegeven voor de m. quadriceps.

Ook oefent de patiënt na de operatie onder begeleiding van de fysiotherapeut het lopen met krukken en het traplopen (fig. B3.2 en B3.3).

Na een paar dagen

Gewoonlijk kan de patiënt na enkele dagen naar huis of naar een al of niet tijdelijke verzorgingsinstelling. De knie is dan nog inflammatoir, wat zich uit in zwelling, warmte, pijn en roodheid. Deze symptomen van inflammatie kunnen maanden blijven bestaan, maar verdwijnen uiteindelijk vanzelf. Te intensief oefenen kan leiden tot het opvlammen van de inflammatie met toename van pijn. Het is van belang dat de fysiotherapeut de oefeningen zodanig doseert, dat al te heftige inflammatie niet optreedt. Door toepassing van een coldpack kan de patiënt proberen de mate van inflammatie te verminderen.

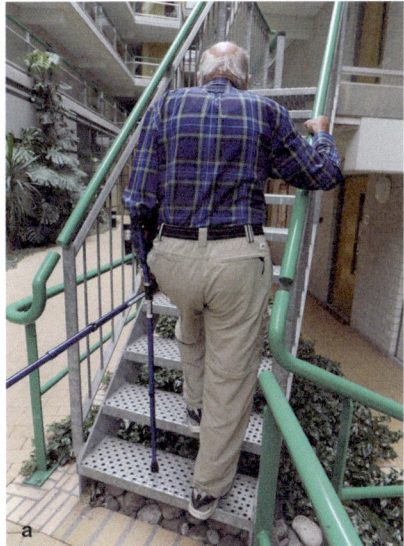 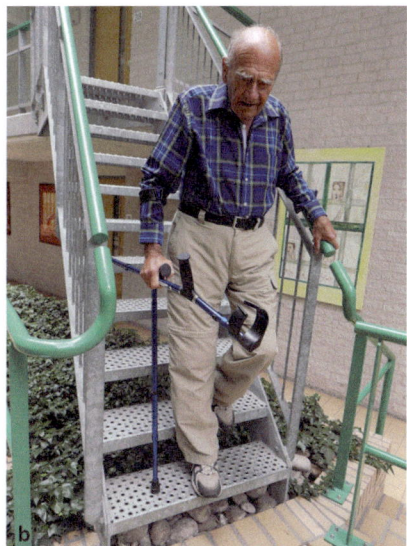

Figuur B3.3 Traplopen met krukken bij een geopereerde rechterknie. De patiënt steunt op één kruk en houdt de leuning van de trap vast met de andere hand. De tweede kruk kan worden meegenomen. Het is echter veiliger om één kruk te gebruiken bij het traplopen en thuis een extra kruk boven aan de trap neer te zetten. **a** Trapoplopen: het niet-aangedane linkerbeen wordt als eerste op de volgende trede gezet, het andere been sluit aan. **b** Trapaflopen: het aangedane rechterbeen wordt als eerste op de volgende trede gezet. Het andere been sluit aan.

Oefeningen

De dosering en snelheid van opbouw van de oefeningen is sterk afhankelijk van de leeftijd en vitaliteit van de patiënt. De knieprothese is in principe volledig belastbaar. Aangezien tijdens de operatie weke delen zijn beschadigd, kan of durft de patiënt vanwege de pijn in eerste instantie nog niet volledig te belasten. Daarom wordt meestal een rollator of twee krukken gebruikt om de mate van belasting op de geopereerde knie te verminderen. Op geleide van de pijn wordt de mate van ondersteuning verminderd. De weke delen zijn in het algemeen na circa twee maanden weer goed belastbaar zonder dat de patiënt er pijn aan heeft. Geriatrische patiënten zullen in veel gevallen ondersteuning blijven gebruiken.

De volgende illustraties (fig. B3.4, B3.5, B3.6, B3.7, B3.8, B3.9, B3.10, B3.11, B3.12, B3.13, B3.14, B3.15, B3.16, B3.17 en B3.18) tonen oefeningen die na een totale knieprotheseoperatie kunnen worden toegepast.

Naast oefenen wordt aanbevolen om de patiënt dagelijks te laten wandelen en zodra dit mogelijk is ook te laten fietsen, al of niet op een hometrainer. De actieradius wordt hierbij geleidelijk uitgebreid. Schokbelasting (springen) wordt gedurende de gehele revalidatie en erna afgeraden.

Na een totale knieprotheseoperatie kan men, als er geen complicaties optreden, na verloop van tijd weer zonder risico wandelen, recreatief fietsen, golfen, bowlen, paardrijden, klassiek dansen en zwemmen.

Sport en werk

Explosievere sporten zoals basketbal, voetbal, volleybal, squash, hockey, handbal en joggen worden afgeraden [10, 11].

Werkhervatting is meestal na drie maanden mogelijk [6, 7].

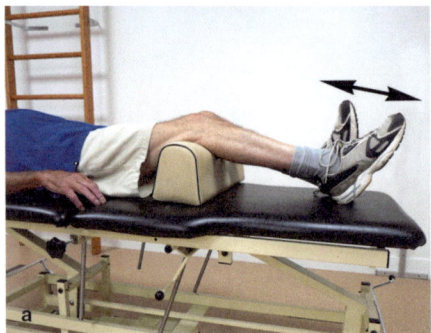 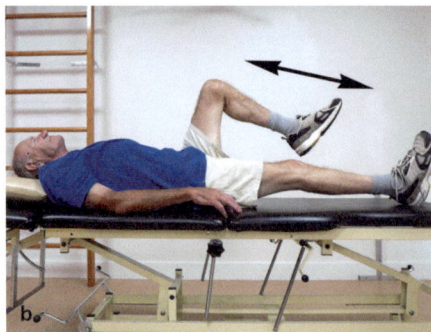

◘ **Figuur B3.4** a Direct na de operatie: bewegen met de voeten. b Bewegen met het niet aangedane been.

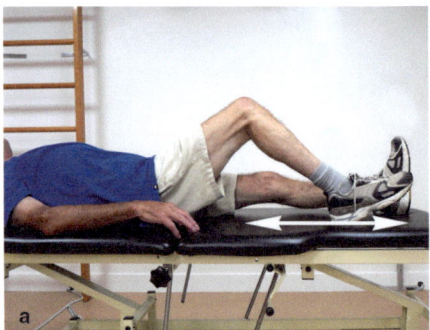 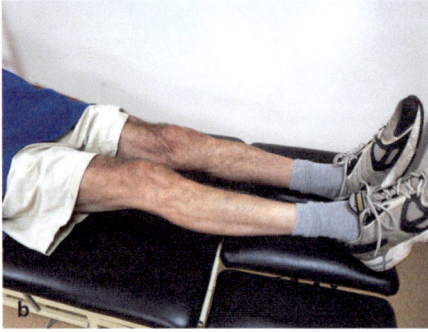

◘ **Figuur B3.5** a In lig de knie optrekken met de voeten gesteund op de ondergrond. b Met de benen gestrekt de m. quadriceps spannen, daarbij de knieholte in de bank duwen. Variatie: ter mobilisering van de knie-extensie een rol onder de enkel leggen. Of: zit op een stoel met de voet op een verhoging. Een zandzakje op de gestrekte knie kan worden gebruikt om de oefening te intensiveren.

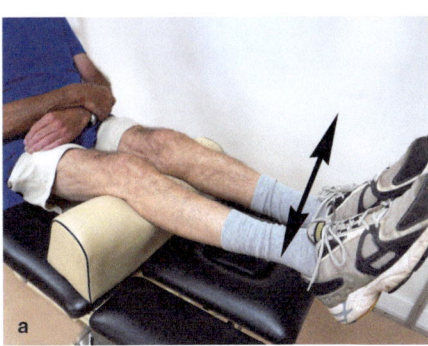 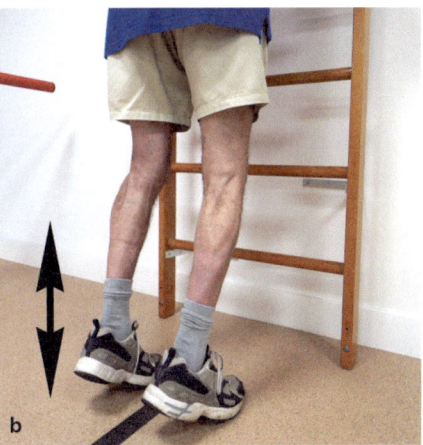

Figuur B3.6 **a** Strekken en buigen van de knieën gesteund op een rol. **b** Op de tenen gaan staan en weer terug. Eerst meer op links steunen, in een later stadium meer op rechts steunen.

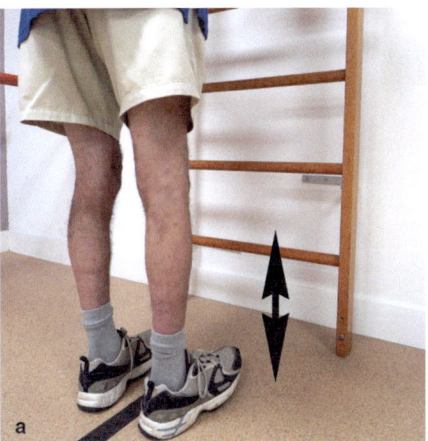 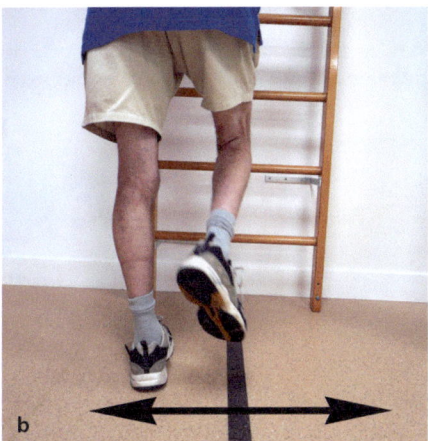

Figuur B3.7 **a** Op de hakken gaan staan en weer terug. **b** Zijwaartse stapoefeningen over een lijn met steun aan het wandrek. Kan ook voor-achterwaarts.

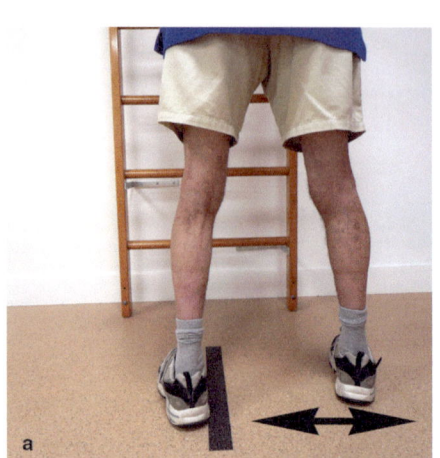
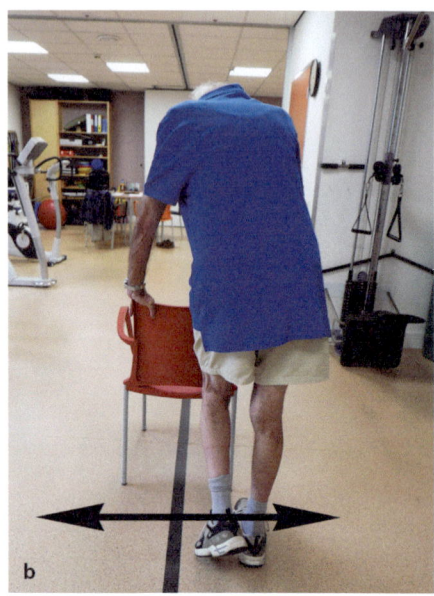

◘ **Figuur B3.8** **a** Kleine uitvalspassen met steun aan het wandrek. Kan ook voor-achterwaarts.
b Zijwaartse stapoefeningen over een lijn met steun op de leuning van een stoel. Kan ook voor-achterwaarts.

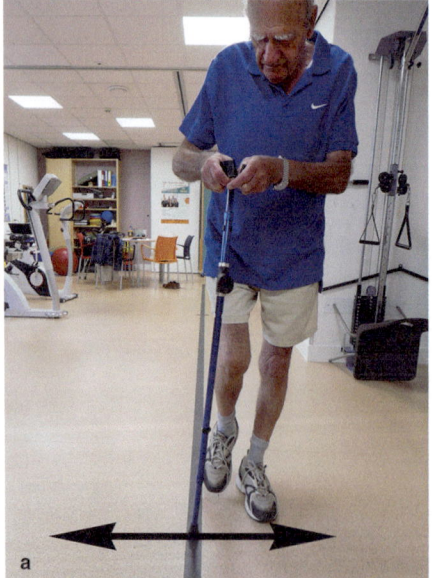
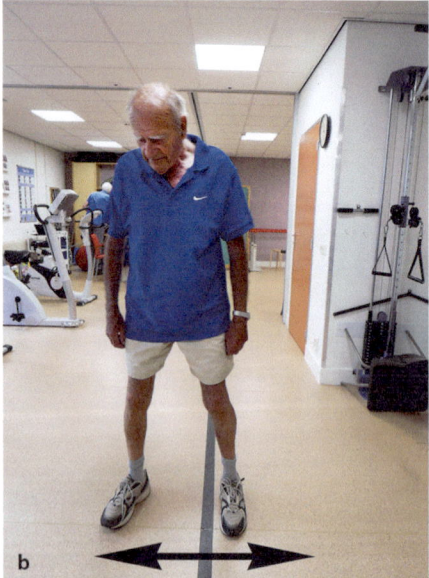

◘ **Figuur B3.9** **a** Zijwaartse stapoefeningen met lichte steun op een kruk. **b** Vol belaste zijwaartse stapoefeningen over een lijn.

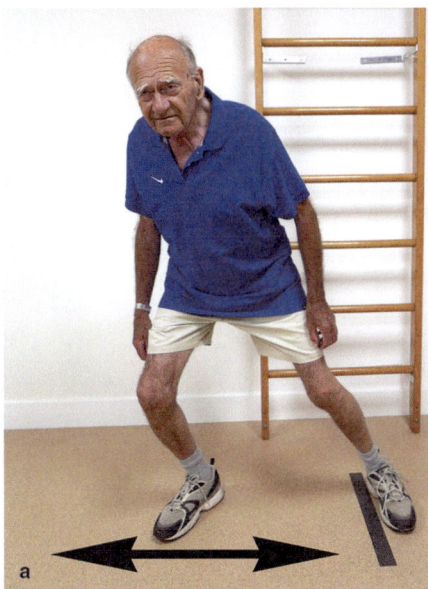 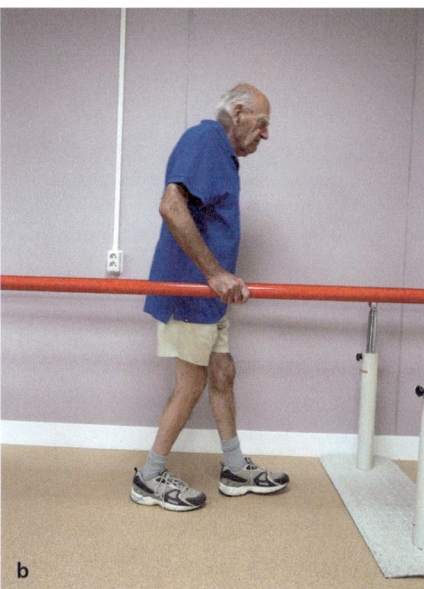

◘ **Figuur B3.10** **a** Vol belaste zijwaartse uitvalspassen: eerst kleine, later grotere passen. **b** Lopen in een brug met steun. Voorwaarts en later ook achterwaarts. Ten slotte vol belast lopen. Probeer geleidelijk de paslengte te vergroten.

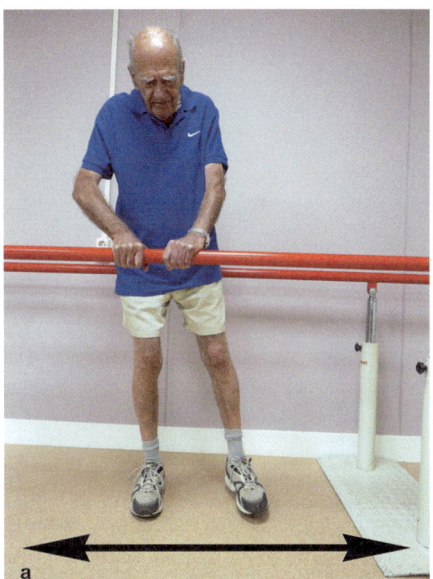 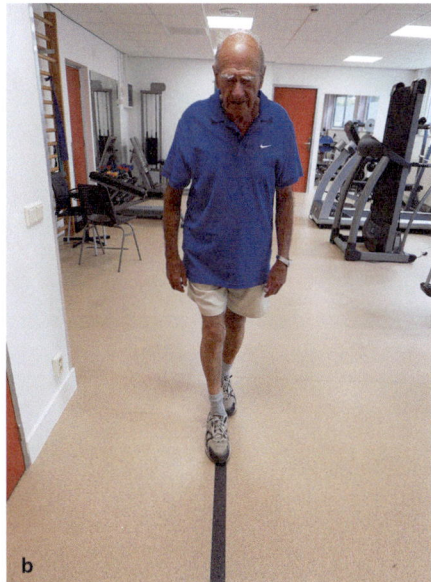

◘ **Figuur B3.11** **a** Zijwaarts lopen in een brug, met steun, later zonder steun. **b** Over een lijn lopen.

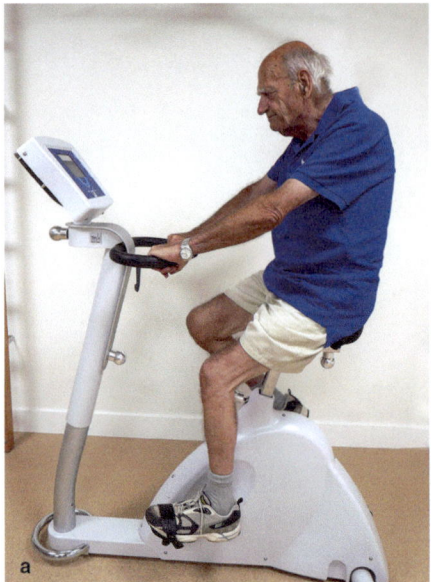
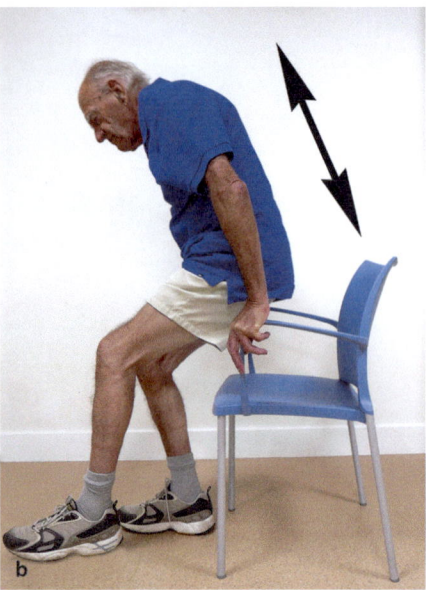

Figuur B3.12 **a** Fietsen op de hometrainer, beginnend met een hoog ingesteld zadel en – indien mogelijk – met een korte crank. **b** Gaan zitten en opstaan gebruikmakend van een relatief hoge stoel. De patiënt steunt op de leuning van de stoel. Zodra het mogelijk is, gebruikt de patiënt de handen alleen bij het opstaan. Als de geopereerde linkerknie onvoldoende kan buigen, wordt deze enigszins naar voren geplaatst, zowel bij het opstaan als bij het gaan zitten.

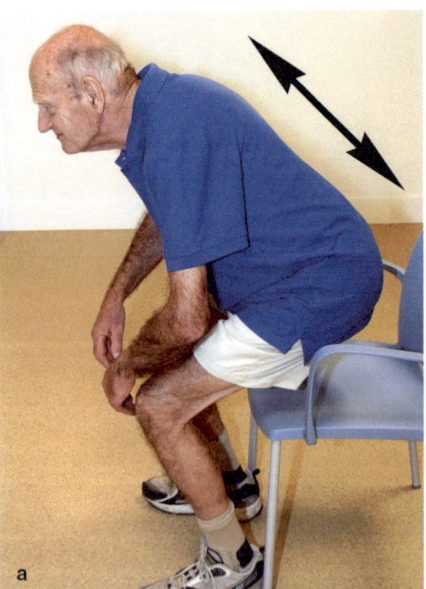
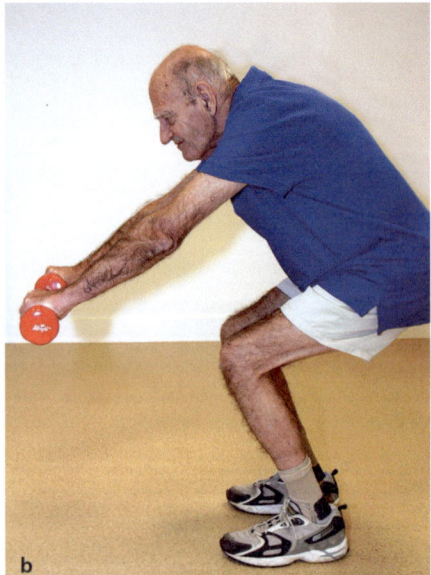

Figuur B3.13 **a** Opstaan en gaan zitten zonder steun van de handen. Opbouw: van hoge stoel naar lage stoel. **b** Kniebuigingen (squats) zonder stoel, met dumbells.

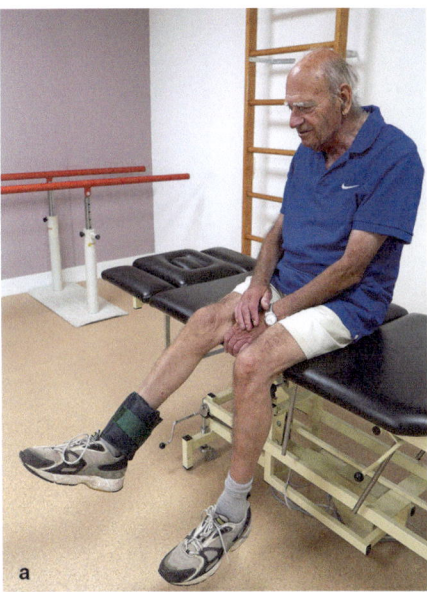
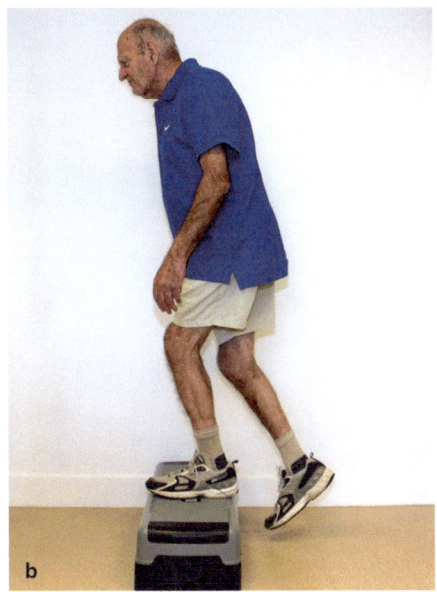

◘ **Figuur B3.14** **a** Zittend op een hoge stoel of op een tafel, al of niet met een zandzakje om de enkel, het been maximaal strekken en buigen. NB: De gewichtsmanchet mag niet zwaarder zijn dan 2 kg bij constrained prothesen. b Stapoefeningen met een opstapbank: voorwaarts opstappen, achterwaarts afstappen. Opbouw van een lage opstapbank naar hoger.

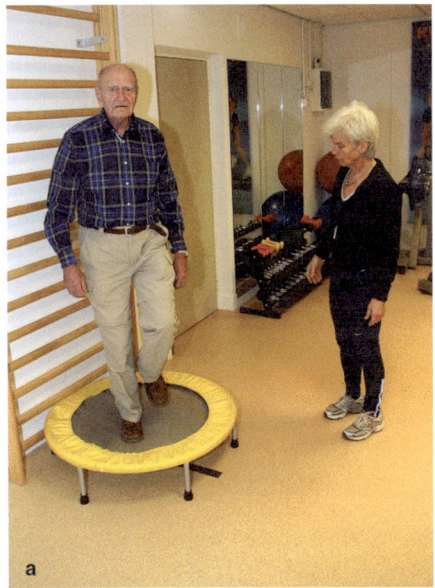
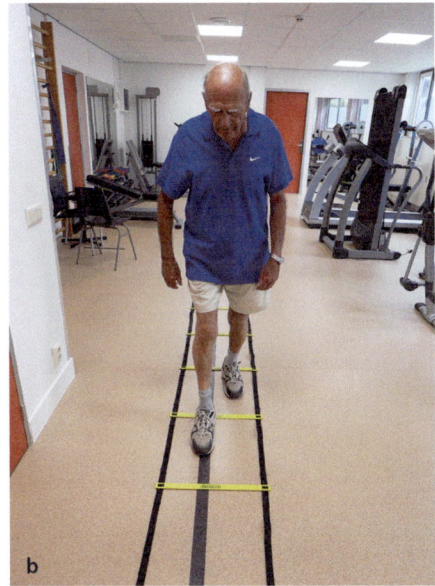

◘ **Figuur B3.15** **a** Stapoefeningen op een onzekere ondergrond, zoals een trampoline.
b Loopoefeningen met hulp van een speedladder.

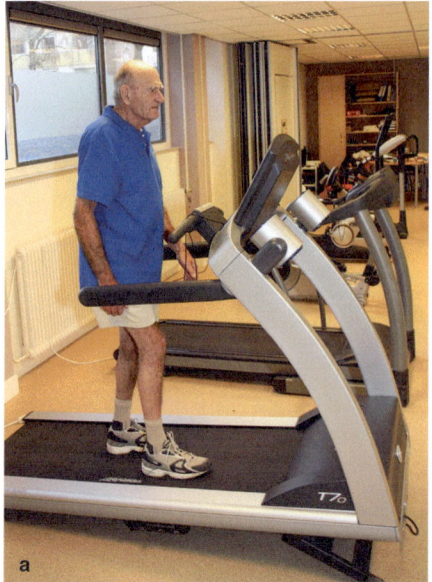
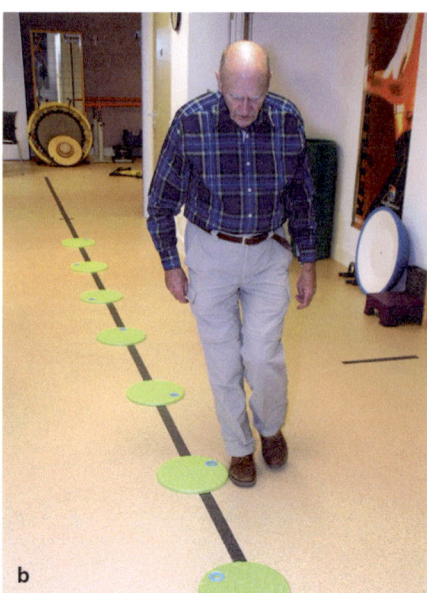

Figuur B3.16 a Lopen op een loopband, eerst vlak, dan bergop. b Iets functioneler: zigzaggend lopen om obstakels, hier stapschijven, te vermijden.

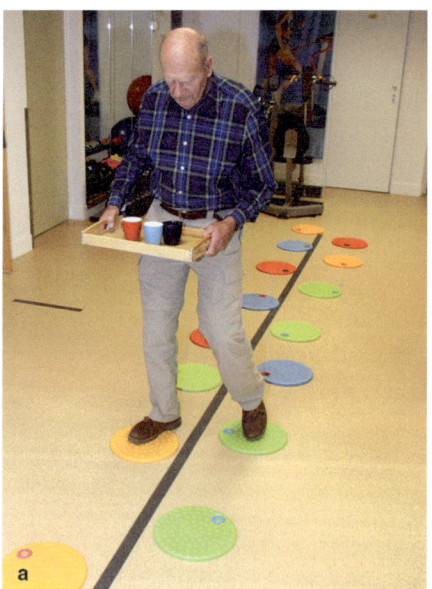
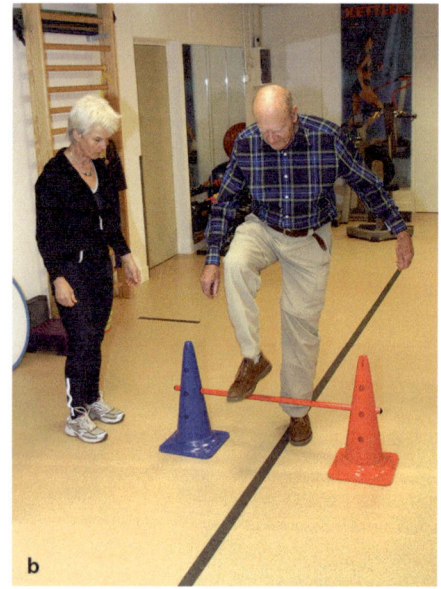

Figuur B3.17 a Functionele training: lopen over stapschijven met een dienblad in de hand. b Functionele training: over een verhoging stappen.

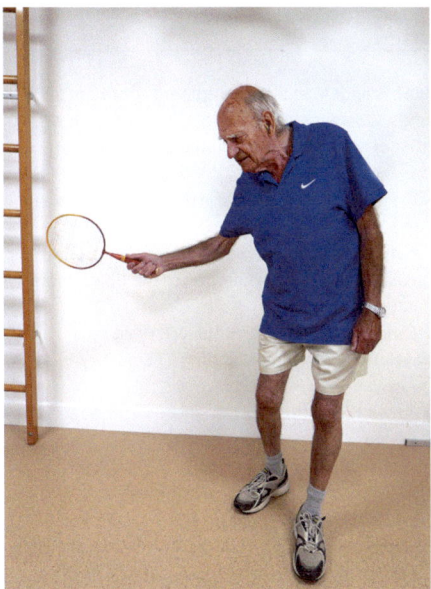

◘ **Figuur B3.18** Indien van toepassing: sportspecifieke training.

Literatuur

1. Altman R, Asch E, Bloch D, Bole G, Borenstein D, Brandt K, et al. Development of criteria for the classification and reporting of osteoarthritis. Classification of osteoarthritis of the knee. Diagnostic and Therapeutic Criteria Committee of the American Rheumatism Association. Arthritis Rheum. 1986;29(8):1039–49.
2. Davies AP, Calder DA, Marshall T, Glasgow MM. Plain radiography in the degenerate knee. A case for change. J Bone Jt Surg Br. 1999;81(4):632–5.
3. Kijowski R, Blankenbaker DG, Stanton PT, Fine JP, De Smet AA. Radiographic findings of osteoarthritis versus arthroscopic findings of articular cartilage degeneration in the tibiofemoral joint. Radiology. 2006;239(3):818–24.
4. Link TM, Steinbach LS, Ghosh S, Ries M, Lu Y, Lane N, et al. Osteoarthritis: MR imaging findings in different stages of disease and correlation with clinical findings. Radiology. 2003;226(2):373–81.
5. Richtlijn diagnostiek en behandeling van heup- en knieartrose. Nederlandse Orthopaedische Vereniging: 2007.
6. Mizner RL, Petterson SC, Stevens JE, Vandenborne K, Snyder-Mackler L. Early quadriceps strength loss after total knee arthroplasty. The contributions of muscle atrophy and failure of voluntary muscle activation. J Bone Jt Surg Am. 2005;87(5):1047–53.
7. Mizner RL, Petterson SC, Snyder-Mackler L. Quadriceps strength and the time course of functional recovery after total knee arthroplasty. J Orthop Sports Phys Ther. 2005;35(7):424–36.
8. Mizner RL, Snyder-Mackler L. Altered loading during walking and sit-to-standis affected by quadriceps weakness after total knee arthroplasty. J Orthop Res. 2005;23(5):1083–90.
9. Petterson SC, Mizner RL, Stevens JE, Raisis L, Bodenstab A, Newcomb W, et al. Improved function from progressive strengthening interventions after total knee arthroplasty: a randomized clinical trial with an imbedded prospective cohort. Arthritis Rheum. 2009;61(2):174–83.
10. Conceptrichtlijn totale knieprothese versie 20 mei 2014. Nederlandse Orthopedische Vereniging (NOV).
11. Kuster MS. Exercise recommendations after total joint replacement: a review of the current literature and proposal of scientifically based guidelines. Sports Med. 2002;32(7):433–45.

Eerder verschenen delen uit de serie Orthopedische Casuïstiek

© Bohn Stafleu van Loghum, onderdeel van Springer Media BV 2016
K. van Nugteren, D. Winkel (Red.), *Kunstgewrichten: knie en enkel*, Orthopedische Casuïstiek,
DOI 10.1007/978-90-368-1282-5

Eerder verschenen delen uit de serie Orthopedische Casuïstiek

- De kwetsbaarheid van het jeugdige skelet: onderste extremiteit
- Onderzoek en behandeling van lage rugklachten
- Onderzoek en behandeling van peesaandoeningen: tendinose
- Onderzoek en behandeling van de hand: het polsgewricht
- Onderzoek en behandeling van de schouder
- Onderzoek en behandeling van de heup
- Onderzoek en behandeling van spieraandoeningen en kuitpijn
- Onderzoek en behandeling van de knie
- Onderzoek en behandeling van artrose en artritis
- Valkuilen in de orthopedische diagnostiek
- Onderzoek en behandeling van de voet
- Onderzoek en behandeling van middenhand en vingers
- Onderzoek en behandeling van anterieure kniepijn
- Onderzoek en behandeling van elleboog en onderarm
- Onderzoek en behandeling van de nek
- Onderzoek en behandeling van het bewegingsapparaat bij ouderen
- Onderzoek en behandeling van sportblessures van de onderste extremiteit
- Onderzoek en behandeling van het bekken
- Onderzoek en behandeling van de thorax
- Onderzoek en behandeling van sportblessures van de schouder
- Onderzoek en behandeling van sportblessures van arm en hand
- Onderzoek en behandeling van zenuwcompressie
- Kunstgewrichten: de heup

Nadere informatie over Orthopedische Casuïstiek is te vinden op de website van:
- de uitgever: ►www.bsl.nl
- de redactie van Orthopedische Casuïstiek: ►www.orthopedischecasuistiek.nl

Register

A

achterste kruisband 59
anesthesie 27
artritis 17, 19
artrodese 66, 101, 108
artrofibrose 48
artrose 22, 101
aseptische loslating 62
avasculaire necrose 36, 37

B

bacteriële infectie 69, 75
bandletsel 104
bearing 3, 119
bimalleolaire enkelfractuur 100
biofilm 65
bovenste spronggewricht 101, 116

C

capsulair patroon 116
capsulitis 88
chondrocalcinose 17, 18
churg-strausssyndroom 34
complicatie 107
constrained prothese 2, 63, 64, 119
continuous passive motion (CPM) 73, 118
correctieosteotomie 44
corticosteroïd 19, 38
CR-prothese 86
cruciate retaining 119
Cruciate retaining (CR-)knieprothese 4, 5
cystevorming 114

D

diabetes mellitus 76
diepveneuze trombose 73
diepzeeduiken 38
driepuntsgang 119

E

enkelartrodese 104
enkelartrose 104, 116
enkelfractuur 100
enkelprothese 101, 106
enkeltrauma 116
epidurale anesthesie 73
explosieve sport 121
extensiebeperking 79

F

fixed bearing 5, 6, 105, 106
– knieprothese 6
flange 8
flexie 11
flexiecontractuur 79
fractuur 77

G

gecementeerde knieprothese 4
gender specific knieprothese 8
geslachtsspecifieke knieprothese 8
gewrichtsspleetversmalling 114

H

hemiprothese 23, 37, 38, 42, 43
high flexion prothese 7
hybride knieprothese 4
hydrops 34, 35
hypertrofische synovia 58

I

infectie 64, 69, 74, 108

J

joint line tenderness 16, 35

K

knieartrose 114
knieprotheseoperatie 22
kristalartropathie 17
krukken 119
krukkentraining 119

L

langdurige infectie 65
longembolie 73
loslating 74, 90, 108
loslating van de prothese 74, 88
luxatie van de prothese 78

M

malalignment 77
mannenprothese 9
mediale knieartrose 42
meniscusletsel 36

metaalslijtage 58
minimaal invasieve chirurgie 27
mobile-bearing 5, 105, 106
– knieprothese 5, 6
– prothese 106
mobility prothese 106, 107
MRI-opname 114

N

nervus peroneus 73
non-constrained prothese 63

O

Obesitas 11
oefenen 118
onderste spronggewricht 116
ongecementeerde knieprothese 4
operatie 29
osteochondraal defect 36
osteofytvorming 114
osteolyse 50

P

particle disease 50
pasteuze zwelling 116
patellacomponent 3, 9
patellafractuur 78
patellofemorale
– complicatie 79
– prothese 26
patiënttevredenheid 10
periprothetische fractuur 62
polyethyleen 7, 46, 47, 58, 105
– bearing 29, 58
polyethyleenpartikel 47
polyethyleenslijtage 48, 51, 88
posterior stabilised 119
posterior stabilised (PS-)knieprothese 4, 5
postoperatieve
– complicatie 73
– pijn 79
– revalidatie 118
primaire osteonecrose 37
pseudomeniscus 48

Q

quadricepshoek 8
quadricepskracht 118

R

recidiverende enkelverzwikking 104
resurfacing 9
reumapatiënt 107
reumatoïde artritis 81
revalidatie 118
revalidatieoefeningen 121
revisieoperatie 62, 63, 76
röntgenfoto 114

S

scharnierprothese 3, 64
scharnierverbinding 63
secundaire osteonecrose 38
semi-constrained prothese 2
septische loslating 62
slijtage van de prothese 77
spontane osteonecrose (SONK) 37
sport en werk 121
sporten met een totale
    knieprothese 95
sporthervatting 95, 96
sportparticipatie 106
stafylokokkeninfectie 76

Staphylococcus aureus 69
STAR prothese 106
subchondrale sclerosering 114
synovectomie 58
synoviitis 48
systeemvasculitis 34

T

thessalytest 16, 17, 35
tibiakoposteotomie 44
totale
– condylaire knieartroplastiek 2
– enkelprothese 102, 104, 105
– knieprothese 2, 22, 118
– knieprotheseoperatie 29
traplopen 120
trochleadysplasie 27
two-stage revisie 64

U

uitlijning 29
unicompartimentele
– knieprothese 11, 23
– prothese 42

V

verwachting 11
voorste kruisband 86
vrouwenknie 8

W

wear disease 50, 88
werken na een totale knieprothese 94
werkhervatting 94, 121

Z

zenuwletsel 73

MIX
Papier aus verantwortungsvollen Quellen
Paper from responsible sources
FSC® C105338

If you have any concerns about our products,
you can contact us on
ProductSafety@springernature.com

In case Publisher is established outside the EU,
the EU authorized representative is:
**Springer Nature Customer Service Center GmbH
Europaplatz 3, 69115 Heidelberg, Germany**

Printed by Libri Plureos GmbH
in Hamburg, Germany